LE BAIN
DÉRIVATIF

DU MÊME AUTEUR

La cuisine selon France Guillain, avec Jocelyne Vollet Guinehut, Éditions Anagramme, novembre 2008.
Lait de jument, Éditions Anagramme, 2007.
Le Soleil, aliment indispensable, Éditions Demeter, 2007.
L'Allaitement, Éditions La Plage, 2006.
Bains dérivatifs et poche de gel, Éditions Demeter, 2006.
L'Argile, tout simplement!, Éditions Demeter, 2006.
Manger bio, c'est pas cher, Éditions Jouvence, 2003.
Mastiquer, c'est la santé, Éditions Jouvence, 2002.
Nous sommes tous Beaux!, Éditions LPM, 2001.
Vivre le Naturisme, Éditions LPM, 2001.
Soyez bien, Mangez bio!, Éditions LPM, 2000.
Si Monta m'était conté, Éditions Edimag, 2000.
Le Bonheur d'être Nu. Le Naturisme, un art de vivre, Albin Michel, 1997.
Les Bains dérivatifs, Éditions Jouvence, 1995.
Bientôt mon Bébé, Éditions Milan, 1993.
En Forme, Éditions 7 Vents, 1991.
Des Hommes et leur Mer, Éditions 7 Vents, 1989. Prix Marine Nationale 1989 (Médaille ACORAM) et sélection du Rotary.
Maïma, roman, Plon, 1987, meilleures plumes des critiques, sélection du Rotary.
Les Femmes d'à bord, Arthaud, 1986.
Naviguer avec ses enfants, Arthaud, 1984.
Le Bonheur sur la Mer, collection «Vécu», Robert Laffont, 1974, Prix Drakkar 1974.

Pour les enfants

«Collection Étincelles» (6 titres), Père Castor Éditions, Flammarion, 1990.
La Petite Sirène des Océans, collection «Rouge et Or», Presses de la Cité, 1975.

FRANCE GUILLAIN

LE BAIN DÉRIVATIF

ou
D-Coolinway

Cent ans après Louis Kuhne

Équilibre

éditions du
ROCHER

Tous droits de traduction, de reproduction et d'adaptation réservés pour tous pays.

© Éditions du Rocher, 2009.

ISBN : 978 2 268 06744 5

INTRODUCTION
À LA NOUVELLE ÉDITION

À l'époque où Philippe Meyer[1] tenait sa « Chronique matutinale » sur France Inter tous les matins vers 7 heures, je l'écoutais chaque jour descendre en flammes avec un humour aussi redoutable qu'exquis tous les événements ou les techniques de bien-être qui lui paraissaient farfelus. Je tremblais qu'il en fasse de même un jour avec *Le Bain dérivatif*. Pourtant, quelle ne fut pas ma surprise lorsqu'un des premiers jours de juillet je l'entendis faire l'éloge du *Bain dérivatif* ! Je n'en croyais pas mes oreilles ! « On vous vend des tas de bêtises qui vous coûtent cher, mais voici un petit livre qui ne vous coûtera que 14 euros et qui vous fera le plus grand bien car ça marche ! Un bon petit livre à emporter en vacances ! » De tous les passages télé, radio ou presse que j'ai pu avoir depuis trente-quatre ans, c'est très certainement l'un des meilleurs et pourtant je n'y étais pas ! Un très grand merci, cher Philippe Meyer ! Ce n'est certes pas moi qui vous avais envoyé ce livre !

---

1. Journaliste de France Inter.

Depuis la parution du premier livre sur le Bain dérivatif, des centaines de milliers de personnes ont essayé et pratiqué cette méthode ancienne, simple, efficace, sans danger. Non seulement en France, au Canada, aux États-Unis, en Chine, en Australie, au Chili, en Ukraine, en Espagne, mais aussi en Italie, en Afrique du Nord, en Belgique, aux Pays-Bas, en Slovénie et en Russie où ont déjà paru des traductions. La multiplicité des expériences, ainsi qu'une étude permanente à la lumière des plus récentes découvertes, ont permis de mieux comprendre et de répertorier les effets de cette pratique. De nombreuses émissions de radio (France Inter, Europe 1 [1]) et de télé (régulièrement sur Direct 8, émission « Bien-être »), ainsi que des articles de presse chaque mois, ont permis de regrouper de l'information et de multiplier les expériences individuelles. Il va de soi que si les explications sur les fondements du Bain dérivatif se trouvent renforcées, bien des nouveautés et des questions sont apparues. Voilà pourquoi il était devenu nécessaire de procéder à une nouvelle édition qui permette d'en tirer le meilleur parti.

Rappelons tout de suite que le Bain dérivatif n'est pas une médecine, ni douce ni exotique, il ne dispense en aucune manière de la surveillance médicale. C'est une hygiène de vie comme le brossage des dents ! Il ne nécessite aucune prescription particulière, il n'est pas plus dangereux que de se promener déshabillé en été lorsqu'il fait chaud. Il est bon pour tous en hiver comme en été et les critiques et les restrictions que nous entendons par-

---

[1]. Respectivement, en particulier avec Marie-Pierre Planchon et Marc Menant.

fois envers cette méthode ne se justifient que par la méconnaissance ou la crainte engendrée par sa gratuité et son efficacité. Nos chiens et nos chats le pratiquent depuis toujours et ne se posent pas de questions énergétiques, chinoises ou métaphysiques. Le Bain dérivatif est aussi naturel et universel que l'allaitement et, nous l'avons dit, comme lui, ne coûte rien ! Il est sûr que cela peut déranger, tout comme l'allaitement maternel ne fait pas vendre de lait en poudre ni d'eau en bouteille. Mais à l'heure du partage mondial, au moment où le niveau de vie des pays les plus riches ne peut que diminuer pour que celui des autres augmente, il est bien rassurant de connaître une technique à la portée immédiate de chacun ! Nous sommes six milliards et demi d'habitants sur la planète. Un milliard à peine dispose de revenus convenables : les cinq milliards et demi qui restent sont-ils condamnés à mourir jeunes et malades ? Certes pas, il suffit de voyager hors des circuits touristiques pour s'en convaincre !

Mes nombreuses navigations autour du monde m'ont permis de constater *de visu* que quels que soient le climat, l'altitude, le mode de vie, les vêtements, les aliments disponibles, du moment qu'il n'y a ni guerres ni famines, on rencontre toujours des personnes de quatre-vingts ans en excellent état. Je parle de personnes qui sont autonomes, minces, actives, elles ont tous leurs cheveux, une belle peau, toute leur tête et une bonne libido. C'est que la nature met partout à notre disposition tout ce qu'il faut pour nous maintenir en bon état sans avoir besoin d'être riche ! Voici donc une des techniques connues depuis des milliers d'années aussi peu coûteuse que l'air que nous respirons, le soleil qui nous nourrit, l'eau que nous buvons. Chacun de nous y a droit sans besoin d'aucune permission de qui que ce soit !

Le Bain dérivatif est tout simplement une technique naturelle pour retrouver une bonne fraîcheur en une région du corps qui se trouve toujours au frais de manière naturelle chez tous les mammifères et **assure la circulation et l'expulsion de nos graisses**, bonnes lorsqu'elles sont fluides, mauvaises si elles sont épaisses. Nous verrons que la qualité de nos graisses est liée à l'alimentation, que leur circulation met en œuvre au moins huit fonctions du corps qui sont en sommeil lorsque nos graisses sont épaisses et ne circulent pas correctement. Cela entraîne le ralentissement d'un grand nombre de nos autres fonctions avec leur cortège de douleurs, fatigues, vieillissement prématuré de l'organisme.

Depuis cinquante ans, dans les pays développés, notre façon de nous habiller et nos conditions de travail contribuent à élever légèrement la température interne. Sous le titre *L'hypothermie prolonge l'espérance de vie*, la revue *Science et Vie* du mois de février 2007, page 19, nous explique en résumé que lorsque l'on fait descendre la température interne de 0,3 à 0,5 degré centigrade, la vie est prolongée de sept à huit ans ! Ce qui signifie plus simplement que notre santé est meilleure ! Or, abaisser notre température interne est exactement ce que fait le Bain dérivatif ! C'est la façon la plus simple et la moins dangereuse de faire tomber la fièvre et de soulager l'intérieur de notre ventre de l'échauffement ! Le réchauffement de la planète et le réchauffement interne de notre corps sont un même combat ! Il suffit de quelques petits dixièmes de degrés pour changer non seulement la face du monde, mais la nôtre aussi, au sens propre : il suffit d'avoir trop chaud pour « gonfler » ! Depuis les couches de cellulose, les combinés et grenouillères jusqu'aux slips, collants, pantalons et le tout posé sur nos fesses, le travail debout immobiles ou assis, nous maintenons une chaleur excessive dans le bas de notre ventre. Mais comment faire ? Nous n'avons pas beaucoup de choix ! Ou bien nous marchons tous à longueur de journée les fesses nues ou bien nous trouvons le moyen de rafraîchir nos *fondements* ! C'est tout l'enjeu du Bain dérivatif.

Le Bain dérivatif est une compétence archaïque décrite il y a plus de cent ans par l'Allemand Louis Kuhne[1] sous le nom impropre de « Bains de siège à frictions ». Nous verrons plus loin que l'on ne doit pas mettre les fesses dans l'eau ni frictionner celles-ci ! Dans la chaîne de nos compétences qui va de l'instinct aux compétences acquises, le Bain dérivatif se situe à mi-chemin, au niveau des compétences archaïques, comme la compétence alimentaire dont l'allaitement[2], chez les mammifères, fait partie. Les premiers ouvrages européens sur ce sujet sont ceux de Louis Kuhne. Ils ont été traduits en trente-deux langues. En Occident, c'était avant tout une technique utilisée par des hommes. Suite à Monsieur Louis Kuhne en Allemagne, ce sont, en France, Monsieur Henri-Charles Geffroy, fondateur de *La Vie Claire*[3], puis Monsieur Raymond

---

1. *La Nouvelle Science de guérir*, Louis Kuhne, Éditions CEVIC, 1978, épuisé.
2. In *L'Enfant bien portant de zéro à deux ans*, Dr Aldo Naouri, 1993, Éditions du Seuil.
3. *La Vie Claire*, chaîne de magasins bio en France et revue du même nom.

Dextreit, fondateur de la *Revue Harmoniste*[1], qui en ont parlé en conférence et dans leurs livres. En Espagne, ce sont aussi des médecins hygiénistes hommes qui en ont parlé. Je suis la première femme à avoir traité de ce sujet dans douze livres. Ce n'est donc pas un *truc de bonne femme* mais de *bonne fame* (de fameux, *renommé* selon le dictionnaire *Le Petit Robert*!) Le Bain dérivatif est connu dans de nombreux pays dits développés, mais aussi de manière traditionnelle en Papouasie-Nouvelle-Guinée, en Afrique, en Chine, en Océanie. De plus, il est pratiqué quotidiennement devant nous par les animaux domestiques. Rappelons que ce n'est pas un médicament, et, de même qu'une mère qui allaite son enfant consulte régulièrement un pédiatre, **notre pratique du Bain dérivatif ne nous dispense d'aucune manière des contrôles médicaux habituels.**

Nous ne parlerons ici ni de soins ni de guérison, ces termes relèvent du service de santé. Nous allons observer les effets remarquables du Bain dérivatif pour notre confort, notre bien-être !

À l'instar de l'allaitement qui a tendance à disparaître au profit du biberon, le Bain dérivatif est de moins en moins transmis dans les familles. Si nous savons aujourd'hui que le lait maternel doit absolument être sauvegardé, il nous reste à comprendre pourquoi nous aurions intérêt à en faire autant avec le Bain dérivatif. Tel est donc notre propos ici.

---

1. *Revue Harmoniste* de l'association Nature et Progrès.

Au XIXᵉ siècle était la théorie de Louis Kuhne

À dix-sept ans, Louis Kuhne avait hérité de la maladie qui avait tué son père à l'âge de vingt-sept ans. Les symptômes étaient : accès de fièvre, maux de tête violents, apparition de tous côtés dans le corps de ganglions enflammés. Il partit à la campagne dans une ferme pour essayer de vivre plus sainement qu'en ville où régnaient alors les usines. Observant les comportements des animaux, Louis Kuhne étudia leur façon de réagir lorsqu'ils étaient blessés ou malades. Il s'en inspira, créa une méthode[1] un peu différente pour les hommes et les femmes qu'il s'appliqua à lui-même toute sa vie qui dura plus de quatre-vingt-dix ans, jusqu'en 1910. Selon Louis Kuhne, notre corps a tendance à stocker ce qu'il nomme des « surcharges » qui envahissent le corps et se déplacent vers les extrémités (peau, mains, pieds, tête) sous l'influence de la chaleur excessive du ventre. Elles sont, selon Louis Kuhne, la cause unique de toutes nos maladies. En rafraîchissant le bas du ventre par ce qu'il nomme alors les « bains de siège à frictions », la température interne baisse de quelques dixièmes de degrés et fait revenir vers l'intestin toutes ces surcharges inutiles afin de les éliminer. En effet, les selles deviennent plus abondantes, la silhouette et le visage perdent les déformations (bourrelets, lipomes, double menton...) dues aux surcharges accumulées et toutes sortes de symptômes désagréables disparaissent. Louis Kuhne a fait un travail remarquable d'**observation empirique**, mais il devait se contenter de ce qu'il voyait de l'extérieur. Il ne

---

1. Décrite par le même auteur in *Les Bains dérivatifs*, Éditions Jouvence, 1995.

disposait pas d'échographie, d'imagerie à résonnance magnétique ni de toutes les possibilités d'analyses et d'investigations dont nous profitons aujourd'hui. C'est pourquoi nous avons toujours regardé avec beaucoup de prudence ses déclarations visant à nous convaincre qu'il pouvait tout *guérir*, ce qui n'est pas notre propos !

Enfin, la technique du Bain dérivatif enseignée par Louis Kuhne était différente pour l'homme et la femme.

Bien des questions pour nous !

La nature étant très économe et organisée, **pourquoi le corps garderait-il des éléments inutiles** et même nuisibles ? L'époque de Louis Kuhne ne connaissait pas l'agriculture intensive ni la pollution chimique et atmosphérique ! De notre point de vue, si le corps gardait des surcharges, il fallait définir leur nature exacte : s'agissant de nos graisses, elles avaient probablement quelques raisons d'être conservées par notre corps. Que nous en ayons trop ou qu'elles soient de mauvaise qualité, soit ! Mais affirmer qu'elles fussent à l'origine de toutes les maladies nous paraissait pour le moins téméraire.

Louis Kuhne disait que ces surcharges **se déplaçaient dans le corps librement** sous l'effet de la chaleur et du froid. Cette liberté de circulation plutôt hasardeuse nous paraissait étonnante. Le corps humain est fait d'un ensemble de systèmes (respiratoire, digestif, circulatoire...) et il n'est **guère crédible** que quoi que ce soit s'y promène de manière anarchique. Il y a nécessairement un système avec une ou des entrées, une ou des sorties et des fonctions. Il y a obligatoirement des points de contact ou interfaces avec les autres systèmes. Quel était ce système, quelles étaient ses fonctions ?

La **technique** décrite par Louis Kuhne était **différente pour les filles et les garçons,** or aucune de nos fonctions de base du corps n'est sexuée ! Pourquoi cette différence ?

C'est en essayant de répondre à ces questions et à bien d'autres encore que nous avons peu à peu compris le fonctionnement et modifié légèrement la technique devenue identique pour les femmes et les hommes, en la ramenant tout simplement à la pratique de tous les mammifères... dont nous faisons bien évidemment partie ! Mais nous ne vivons plus nus dans la forêt et s'asseoir tous les jours pendant quelques demi-heures au-dessus d'un bidet n'est pas possible pour tout le monde. Voilà ce qui nous a conduits à imaginer une manière très adaptée à la vie que nous avons aujourd'hui puisque, **grâce à une poche de gel**, nous n'avons plus besoin de nous immobiliser chez nous pour profiter du Bain dérivatif !

CHAPITRE 1

Rappel

Le choix des mots

C'est Monsieur Henri-Charles Geffroy, fondateur de La Vie Claire [1], qui a eu l'idée de remplacer l'expression «bains de siège à frictions» chère à Louis Kuhne par celle de **Bain dérivatif**. Tout simplement parce que les éliminations importantes via les intestins lui paraissaient être une technique de dérivation dans le même esprit que les abcès de dérivation que l'on provoquait parfois en hôpital pour limiter certaines infections osseuses.

En 1974, alors que je publiais mon premier livre de navigation autour du monde [2], Monsieur Henri-Charles Geffroy, âgé de quatre-vingt-dix ans, m'avait déclaré que je développerais le Bain dérivatif plus tard, chose tout à fait inimaginable pour moi à cette époque de ma

---

1. La Vie Claire a été la première chaîne de magasins bio en France sous l'égide de Monsieur Henri-Charles Geffroy, auteur de nombreux ouvrages sur le bien-être et l'alimentation.
2. *Le Bonheur sur la mer*, Prix Drakkar, Éditions Robert Laffont, collection «Vécu», 1974.

vie où j'étais une navigatrice à la voile, maman de trois jeunes enfants !

C'est donc par respect et en hommage à la vision lointaine de M. Geffroy que j'ai gardé la dénomination Bain dérivatif à ce qui ne ressemble plus du tout à un bain ! C'est donc une expression consacrée et, modernité oblige, elle se transforme peu à peu en Bd ou en méthode *Yokool*[1], du nom de la première poche de gel créée spécialement pour cet usage. *Yo* signifie je (en espagnol) et *kool* fait penser à *cold* ou *kalt* (froid en anglais, en allemand) mais aussi à *cool*, internationalement détendu et heureux... YO *(je) suis donc* KOOL !

De quoi s'agit-il ?

Cela consiste à **apporter et maintenir de la fraîcheur au niveau du périnée**[2], tous les jours, afin d'activer les intestins et la circulation de nos graisses. Cette circulation des graisses, dont on ne nous a jamais parlé, a cependant été décrite à ses élèves et stagiaires en kinésithérapie comme étant assurée par le fascia[3] par le Pr Robert Maigne à l'Hôtel-Dieu[4] à Paris il y a cinquante ans. Bien évidemment, il n'y était pas question de Bain dérivatif à ce moment-là !

---

1. www.yokool.fr
2. « Partie [...] qui s'étend entre l'anus et les parties génitales », dictionnaire *Le Petit Robert*.
3. Système formé de l'ensemble des fascias, membranes constituées de milliers de petits canaux qui entourent les muscles, les organes, les os. Cf. *Les Fascias*, Serge Paoletti, Éditions Sully, 2002.
4. Grand hôpital parisien.

Louis Kuhne recommandait de se rafraîchir le sexe avec un tissu que l'on trempe dans l'eau et que l'on applique par frictions. Des observations récentes ont amené à la conclusion que la friction ne peut être que dans la partie basse des plis de l'aine [1], là où elle se produit naturellement lorsque nous marchons. Il va donc de soi que si l'on utilise pour se rafraîchir une poche de gel que l'on pose au fond de son slip, la friction, elle, ne peut se faire normalement que par la marche. Il est donc intéressant de marcher d'un bon pas au moins trente à quarante-cinq minutes par jour avec ou sans poche de gel. Mais nous verrons que pour les personnes qui ne peuvent pas marcher, la simple fraîcheur apporte déjà bien des avantages. **Friction et fraîcheur peuvent être dissociées**, on n'est pas obligé de marcher en même temps que l'on applique la fraîcheur, mais marche et fraîcheur sont vraiment importantes pour la plupart d'entre nous chaque jour. Nous verrons plus loin les modalités de la pratique du Bain dérivatif.

Le Bain dérivatif est une compétence archaïque

Une compétence archaïque est une capacité que nous pouvons acquérir pour nous adapter et survivre. Elle peut nous être enseignée par nos parents dès notre naissance. Elle est valable dans un environnement donné. Elle se situe après l'instinct et avant les compétences acquises.

L'instinct est présent dès la naissance, il n'a pas besoin d'être enseigné, il ne se perd pas. C'est ce que nous savons

---

1. « Partie du corps entre le haut de la cuisse et le bas ventre », dictionnaire *Le Petit Robert*.

faire sans que personne ne nous l'ait jamais montré, par exemple rejeter un aliment amer. Il ne dépend ni de notre environnement ni de notre éducation.

C'est le cas de l'oiseau qui construit son nid. Vous trouvez un œuf dans la nature, vous le gardez au chaud, un oiseau naît. Vous l'élevez et lorsque le printemps arrive, vous voyez votre oiseau saisir de son bec des brins d'herbe ou de laine et construire son nid. Personne ne le lui a enseigné. L'instinct ne disparaît pas et si votre oiselette vit dans un lieu où elle ne trouve aucun matériau pour son nid, elle sera très perturbée, désorientée, ne sachant que faire de ses œufs qu'elle déposera au hasard, n'importe où, et ne les couvera pas. Plus un être vivant est conditionné par l'instinct, moins il peut s'adapter au changement de son environnement. Il semble, comme le dit le Pr Jacquard[1], que l'homme soit très dépourvu d'instinct, ce qui lui donne une grande capacité d'adaptation et lui permet de survivre lorsque les conditions de vie changent brutalement.

Les compétences acquises sont le résultat de l'organisation de la vie en communauté par l'éducation. On peut citer notre capacité à conduire une voiture, lire, écrire, la pratique d'une langue, le fait de s'habiller ou de se brosser les dents. Elles sont strictement liées à l'éducation, aux coutumes, au pays, au milieu social.

Les compétences archaïques, quant à elles, sont des capacités que nous avions tous aux origines de l'espèce, et pour nous, de l'humanité. Elles constituaient en langage de marin notre *matériel de survie*. Ce sont des

---

1. *L'Équation du nénuphar*, Pr Albert Jacquard, Calmann-Levy, 1998.

comportements assurant l'adaptation à un environnement donné. Elles correspondent à un milieu géographique, à un écosystème lors de notre naissance sur terre. Contrairement à l'instinct, ces compétences archaïques peuvent disparaître si l'environnement change, si les parents n'ont pas pu les transmettre à leurs enfants, ou encore si l'espèce, en évoluant, a inventé de nouvelles compétences qui viennent les remplacer. C'est le cas du biberon face au sein maternel. Cette capacité à disparaître favorise l'évolution de ce que nous nommons « civilisation ».

Il est fort probable que nombre d'entre elles sont sorties de notre mémoire, ce qui peut avoir pour conséquence des modifications physiologiques. Ainsi, autrefois, notre musculature était telle que nous pouvions grimper rapidement aux arbres comme des singes pour échapper au tigre. Aujourd'hui, nous avons un fusil et les muscles de nos quatre membres se sont bien atrophiés ! Ce n'est pas le cas pour tous les humains de la planète !

La compétence alimentaire est elle aussi une compétence archaïque. Ainsi en va-t-il de l'allaitement maternel qui n'est pas un instinct. Il peut disparaître autant chez certains animaux que chez les humains. Le Dr Aldo Naouri, en rapportant le travail des éthologues, l'explique bien au sujet des primates élevés dans des parcs protégés. Les femelles nées dans le parc qui mettent au monde un petit ne savent pas spontanément allaiter, car elles sont dans un environnement de sécurité alimentaire assurée par l'homme. Elles sont capables de pleurer sur leur bébé qui pleure de faim sans avoir l'idée de le mettre au sein. Il faut qu'une vieille guenon qui a grandi dans la nature vienne montrer à la jeune maman ce qu'elle doit faire. Le Dr Naouri écrit que pour les mères humaines, il en va de même, le personnel qui entoure les jeunes mamans doit jouer le rôle de la vieille guenon pour les aider à allaiter.

On ne peut pas parler d'alimentation instinctive pour les humains mais d'alimentation adaptative. Tropicaux à l'origine, nous devions ressembler aux peuples que les premiers navigateurs ont découverts en Polynésie il y a trois cents ans. Un peuple extrêmement sain, composé d'hommes et de femmes musclés, capables de grimper au cocotier, de nager à vingt mètres sous l'eau, possédant de très belles dents et ignorant la mortalité infantile et la maladie. Il y a à peine soixante-dix ans, nous n'y connaissions pas la rougeole, les oreillons, la coqueluche ou la varicelle !

Trois cents ans plus tôt – et longtemps après ! – ce peuple maori vivait entièrement nu, s'alimentait de cueillette et de la collecte de coquillages ou de poissons restés captifs dans le récif à marée basse. Pour manger, il fallait marcher, se déplacer, grimper pour aller cueillir le fruit juste à point. Lorsque l'on ne cultive pas, la cueillette exige de marcher beaucoup.

Or, en marchant, sous la chaleur tropicale, la sueur ruisselait sur le corps. Une grande partie de cette sueur arrivait au bas du ventre et se répartissait de chaque côté du pubis dans les plis de l'aine, allant humidifier le périnée jusqu'à l'anus. Le déplacement de la marche favorisait l'évaporation qui apportait la fraîcheur au bon endroit. Le mécanisme de la marche, quant à lui, assurait une légère friction d'avant en arrière et d'arrière en avant dans le bas des plis de l'aine. Inutile alors de faire des Bains dérivatifs. Friction et fraîcheur étaient au rendez-vous plusieurs heures chaque jour.

Lorsque l'homme se trouva au froid et dut s'habiller, les vêtements furent une peau de bête sans slip, une djellaba sans slip, un kilt écossais ou un sarong toujours sans slip. Le phénomène mécanique de friction et rafraîchissement pouvait encore se produire car tout le monde marchait beaucoup tous les jours. Les animaux eux-mêmes, dotés d'une épaisse fourrure, ont la région du périnée et du sexe au frais. Si elle devait être maintenue au chaud, la nature se serait organisée pour qu'elle le fût [1] !

Quel que soit le mammifère observé, cette situation est toujours présente, même dans le cas de l'ours polaire doté d'une épaisse fourrure sauf en cette partie du corps exposée au grand froid ! Avec la sédentarisation et le vêtement, les conditions ont changé et il a fallu trouver le moyen de remplacer ces conditions naturelles de fraîcheur et de friction.

Mais nous ne sommes pas les seuls à avoir dû nous adapter. Il suffit d'observer les chats et les chiens ou les souris de laboratoire. Tous ces animaux se lèchent d'autant plus le bas du ventre qu'ils sont enfermés, privés de la liberté de courir dans la nature à la recherche de nourriture, de compagnon ou d'un abri !

La grande question est alors de comprendre comment agissent la friction de la marche et la fraîcheur pour que

---

1. Depuis longtemps, les médecins savent que les hommes n'ont pas intérêt à maintenir cette zone du corps au chaud s'ils veulent produire suffisamment de spermatozoïdes. Les testicules ont besoin de fraîcheur !

nos éliminations deviennent plus abondantes, pour que non seulement l'intestin travaille mais que l'on puisse voir disparaître des bourrelets et diverses grosseurs comme des lipomes. Des années d'observation nous ont donc conduits à poser une hypothèse.

Une hypothèse

Que l'on traite de mathématiques, de physique ou de biologie, la science avance depuis toujours par l'observation des faits, l'analyse de ces faits, la construction d'hypothèses que l'on arrive à vérifier ou non. Nous avançons toujours en nous appuyant sur les hypothèses de nos prédécesseurs que nous corrigeons, améliorons, accompagnons de nouvelles suppositions qui nous semblent aujourd'hui vérifiées et que nos successeurs à leur tour compléterons, affineront. Ainsi va l'humanité, toujours à la recherche d'une meilleure compréhension du monde et de l'humain en particulier.

On observe un phénomène, on imagine par quel procédé il se déroule et on cherche les preuves de ce que l'on a imaginé. Depuis que l'Homme existe, il a élaboré une infinité d'hypothèses. Certaines se sont révélées fausses, d'autres vraies, mais on peut dire que dans tous les cas elles ont fait progresser la recherche. Avant de démontrer que la Terre était ronde, il a fallu imaginer qu'elle le soit. Il n'existait alors pas d'engins spatiaux qui permettent de la voir à distance et de s'en faire une idée. Il a fallu utiliser des indices, observer la courbe constante de l'horizon, envoyer des marins courageux au bout des océans pour voir de leurs yeux ce qu'il y avait là-bas *tout au bout de la terre*, comme disait Jacques Prévert. Et, malgré toutes les démonstrations les plus sérieuses, ce sont des milliers d'années qui ont été nécessaires à l'ensemble des hommes pour se faire à l'idée que la Terre était ronde, que nos amis de l'autre côté marchaient la tête en bas !

Au XIXe siècle, il fut très savamment expliqué que les trains ne pourraient jamais dépasser la vitesse de trente kilomètres à l'heure, car au moment où ils s'engouffreraient dans le tunnel, les hommes mourraient asphyxiés, leurs poumons ne pouvant en aucun cas supporter une telle pression. C'était bien sûr une hypothèse puisque personne alors n'avait pu la vérifier. Et si la science, les mathématiques, n'avancent qu'à partir d'hypothèses successives, la vie quotidienne nous y oblige tous les jours. Le philosophe Descartes donne l'exemple de l'homme qui regarde la rue du haut de sa fenêtre. Que voit-il ? Des chapeaux et des manteaux qui se déplacent. Chacun en conclut que des hommes et des femmes marchent dans la rue. Mais il pourrait s'agir de robots. La seule manière de s'assurer qu'il s'agit bien de personnes serait de descendre et de vérifier l'hypothèse sous chaque chapeau et chaque manteau. Nous sommes tous les jours contraints de nous appuyer sur des hypothèses.

Cette parenthèse au sujet des hypothèses a pour but de nous aider à admettre que **chacun de nous a parfaitement le droit et l'obligation de faire des hypothèses**, que personne n'est autorisé à nous en empêcher et que par conséquent chacun de nous peut faire avancer les connaissances de l'humanité.

Forts de plus de trente-cinq ans de pratique du Bain dérivatif, nous allons nous permettre de poser, à propos du Bain dérivatif, une hypothèse différente de celle de Louis Kuhne.

Un appareil, un système

Notons tout de suite qu'il va de soi qu'une hypothèse reste ce qu'elle est, une supposition. Celle qui nous intéresse ici repose sur un certain nombre de supports, mais elle souffre forcément de simplifications. Les découvertes sur la complexité des mécanismes de fonctionnement du corps humain n'en sont qu'aux prémices de ce qui nous attend !

Nous posons en principe que les êtres vivants sont organisés en systèmes très élaborés, raccordés les uns aux autres par ce que nous pouvons nommer des interfaces et qu'ils ne laissent pas beaucoup de place au hasard.
Chaque système est composé de tissus semblables, parcouru par des éléments (aliments, air, sang...) qui passent par une entrée (bouche, nez, poumons, capillaires...), ces éléments sont traités, acheminés afin de remplir des fonctions diverses et bien définies. Puis les déchets sont conduits vers une sortie (poumons, peau, intestins...). Chaque système possède un ou plusieurs points de jonction, de communication, d'échange ou interfaces avec les autres systèmes : les poumons entre les systèmes circulatoire et respiratoire, les capillaires entre le digestif et le circulatoire, etc.

Nous connaissons tous l'appareil respiratoire avec son entrée principale, le nez, ses deux issues de sortie, nez et bouche, nous savons que l'air qui entre est traité par les poumons, que les déchets sont rejetés. La peau fait partie de ce système.

Nous affirmons qu'il n'est pas possible qu'il se promène dans notre corps de manière anarchique, même sous la pression de la chaleur du ventre, des excédents alimentaires transformés en graisses qui ne serviraient à rien ! Il doit exister un appareil spécifique chargé de les recueillir, de les utiliser avec intelligence et d'en éliminer la totalité des déchets.

L'idée de Louis Kuhne selon laquelle des déchets inutiles se promèneraient dans le corps sous la seule pression de la chaleur et du froid ne peut donc nous satisfaire, même si nous ne contestons pas les effets bénéfiques du Bain dérivatif tel qu'il est décrit depuis cent ans. S'il est certain que des masses concrètes de matière se déplacent dans notre corps, nous voulons savoir quelles sont ces matières, dans quels circuits et pourquoi elles se déplacent, comment, sous quelles sollicitations elles se déplacent, quelles sont leurs fonctions.

Nous allons donc essayer d'imaginer un appareil que nous désignerons du nom de ses composants, nous le nommons fascia.

L'ensemble intestins et fascia

Nous connaissons l'appareil digestif avec son entrée principale qui est la bouche, deux sorties principales : l'anus et l'urètre. De l'entrée à la sortie, les aliments sont analysés, pesés, transportés, traités, subissent leur propre chimie, puis sont dirigés et répartis utilement. Nous savons qu'une partie va dans le sang via les capillaires, qu'une deuxième partie se dirige vers la sortie. Ce que nous savons moins en général, c'est qu'il y a un troisième élément, ce sont précisément nos graisses qui elles aussi sortent du tube digestif pour entrer dans un système qui se nomme le fascia.

On appelle habituellement fascias des membranes très fines, transparentes, faites de milliers de canaux. Il est admis qu'ils maintiennent et soutiennent les muscles et les organes, comme le ferait un filet ou un collant. Selon *Le Petit Robert*, le mot, venu du latin, apparaît en 1806. Il désigne la « membrane de tissu conjonctif qui enveloppe des groupes de muscles et certains organes dont elle assure le maintien ». Le mot renvoie au terme « aponévrose », « membrane fibreuse qui enveloppe un muscle, lui sert de moyen d'insertion, ou qui sépare deux muscles contigus de deux plans musculaires ». Fascia vient de *fasciae* qui signifie « bande », dans le sens de bandage, et ces définitions semblent réduire à peu de chose le rôle de ces tissus. Pour les ostéopathes et *a fortiori* les fasciathérapeutes, il semble que ces membranes jouent un rôle important et encore mal connu dans le nettoyage et la bonne marche de nos organes. Toujours selon ceux-ci, doués d'une activité lente et rythmée, les fascias agissent sur la vitalité de l'organisme, sur les mouvements internes de nos os, muscles et organes.

Notons que les fascias sont encore très mal explorés. Pour les uns, ce ne sont que des membranes sans grande importance ni utilité majeure. Le chirurgien les retire avec le muscle malade, on ne s'occupe pas de ce qu'il advient ensuite dans le corps. En réalité, le fascia se reconstitue et se reconnecte assez vite. Les adhérences sont un obstacle à cette reconnexion, mais des massages correctement faits remettent tout en ordre.

Pour l'heure, en France, aucune étude, aucune publication ne vient officiellement en témoigner. Mais nous avons de très bonnes raisons de croire qu'il en va ainsi. Ne soyez donc pas surpris si votre médecin ou votre chirurgien s'étonne ou vous rit au nez lorsque vous parlerez de fascias, de même que les termes d'homéopathe, ostéopathe (malgré une reconnaissance officielle!), et à plus forte raison de fasciathérapeute, en font rire d'autres. On a aussi beaucoup ri de l'acupuncture[1] ou de l'haptonomie[2] qui sont aujourd'hui remboursées par la Sécurité sociale.

L'hypothèse que nous posons ici a de l'intérêt grâce aux effets spectaculaires des Bains dérivatifs. La circulation des graisses qu'elle suppose ainsi que le circuit emprunté ont déjà été décrits il y a cinquante ans, nous l'avons déjà dit, par le Pr Robert Maigne.

Nous partons d'un constat pour tâcher de comprendre comment sont obtenus ces résultats. Nous essayons de comprendre comment peuvent être agencés ces fascias, à

---

1. Notre oncle Robert Guillain, éminent journaliste cofondateur du *Monde*, a été le premier Occidental à filmer une opération de l'appendicite faite en Chine, sans douleur, sous acupuncture uniquement, « spectacle » retransmis par la télévision française (ORTF) et qui semblait totalement irréel aux yeux des Occidentaux de l'époque. Ses propres frères médecins avaient aussi bien du mal à en croire leurs yeux !
2. Technique manuelle de communication entre les parents et le futur bébé.

partir de ce que nous en savons déjà et par analogie avec les autres systèmes.

Comme cela s'est toujours produit, l'empirisme, l'intuition, l'observation, le bon sens précèdent de loin des études et recherches plus approfondies. Dans les années soixante, les études concernant l'allaitement maternel étaient rares. Ce mode d'alimentation était associé à l'absence de civilisation, la pauvreté, la famine, la maladie. C'est navré que l'on me regarda parfois, moi qui « avais fait de bonnes études » allaiter plus d'un an ma fille, alors que les laits maternisés « étaient tellement mieux équilibrés, contrôlés en pesticides, en vitamines et sels minéraux, que l'on faisait tellement mieux maintenant, tellement mieux que les animaux tout de même » ! Sans compter l'esclavage auquel j'étais supposée être réduite, et j'en passe ! Aujourd'hui les recherches faites par l'équipe du Dr Jean-Marie Bourre[1], directeur de recherche à l'INSERM, ne peuvent que me réjouir d'avoir tenu bon devant les critiques. Rien jusqu'à présent ne peut remplacer exactement tous les bénéfices de l'allaitement maternel. De formation scientifique, j'étais déjà très convaincue que la science avançait d'erreur en erreur. Je préférais respecter le fonctionnement naturel de notre corps qui, lui, nous a permis de traverser des millénaires. Il faut aussi nous départir de l'idée qu'en dehors de la civilisation occidentale et des assurances-maladie, toute vie humaine serait vouée à la maladie et à la misère avec un vieillissement prématuré et une mort

---

1. *La Nouvelle Diététique du cerveau*, Dr Jean-Marie Bourre, Éditions Odile Jacob, 2006.

précoce. Les rares peuples qui échappent à la guerre et vivent dans des contrées clémentes sont là pour nous montrer qu'il n'en est rien !

Revenons à notre hypothèse des graisses transportées par le fascia ou l'ensemble des fascias.

Ces membranes entourent nos organes, nos muscles, nos os [1]. Elles passent dans tout notre corps sous la peau. En fait, elles sont toutes reliées les unes aux autres, elles communiquent toutes entre elles. Elles forment donc un système. Ce sont elles qui transportent nos graisses. Ce sont elles qui donnent à notre corps sa forme extérieure, elles qui donnent les bourrelets, les gros ventres, les grosses fesses. Si l'on vide tous les fascias, notre corps a la forme de notre squelette, nos muscles et nos organes. Si l'on retire du corps les os, les muscles, les organes et que l'on ne garde que la peau et le fascia que l'on rigidifie, on nous reconnaît parfaitement, c'est le fascia qui fait nos joues rondes ou creuses, notre double menton, nos poignées d'amour.

Chaque fascia a des points d'attache sur les muscles, les os et les organes. Ce sont des points de contact et d'échanges. Vous avez pu voir ces membranes chez le boucher qui pare la viande. Sur la cervelle d'agneau, vous avez pu ôter cette membrane fine et élastique, transparente. Dans un poulet ou un canard vous l'avez trouvée perlée ou même saturée de graisse.

L'ensemble des fascias constitue un immense filet ou réseau dont les divers éléments entourent chacun

---

1. *Les Fascias, op. cit.*, p. 18.

de nos muscles même les plus petits, chacun de nos organes, le tout étant relié aux intestins. Le fascia circule dans chacun de nos doigts, chacun de nos orteils, il passe entre la peau du crâne et le cuir chevelu, mais aussi entre la boîte crânienne et le cerveau qu'il enveloppe.

Dans *Le Corps médecin*, paru aux Éditions JC Lattès, André Weil nous indique qu'aux États-Unis, le Dr Bob Fulford « supposait que tout le fascia est une enveloppe unique aux multiples circonvolutions. Si un blocage intervient dans une partie du corps, il déforme le tissu dans son entier ; des modifications locales peuvent donc avoir un effet global ».

Les « blocages » du fascia peuvent être d'ordre mécanique : élastique de slip ou de chaussettes trop serré, soutien-gorge qui « marque » et des bourrelets apparaissent. Ils peuvent être d'ordre traumatique : coupure, opération, frissons (la chair de poule est la contraction, la crispation du fascia). Ils peuvent enfin être d'origine psychologique : la peur, l'anxiété, le stress, une mauvaise nouvelle crispent et bloquent le fascia dans la région du corps concernée par la difficulté vécue. Exemple : j'en ai plein le dos et je crispe le fascia du dos et bloque les graisses qui s'y trouvent.

Cet ensemble fascia, à l'instar des autres systèmes, a nécessairement au moins une entrée et une sortie principales (ainsi que de nombreuses entrées et sorties « locales » comme nous le verrons plus loin) avec traitement et utilisation de ce qu'il transporte, suivi de l'élimination des déchets.

Nous posons donc comme hypothèse que l'ensemble des fascias forme un réseau qui commence et aboutit sur les intestins.

L'ensemble des fascias se présente, selon notre hypothèse, comme une arborescence, exactement comme le système circulatoire est une arborescence. Il possède un embranchement sur l'intestin, parcourt le corps entier jusque dans les moindres recoins et revient sur l'intestin.

Nous supposons aussi qu'il recueille nos graisses lors de la digestion, que ces graisses parcourent tout le corps en accomplissant de multiples fonctions et qu'ensuite elles repartent vers l'intestin pour être éliminées.

Nous disons que **pour que les graisses puissent circuler**, travailler, être éliminées à la vitesse où elles entrent dans la digestion, **le fascia doit être motile**, c'est-à-dire être animé de **microvibrations** qui permettent aux graisses d'être propulsées. C'est là qu'intervient la fraîcheur indispensable du périnée et du sexe, autrement dit le Bain dérivatif.

Enfin, idéalement, **nos graisses doivent être fluides** et non pas épaisses, ce qui permet à notre corps de conserver une forme harmonieuse, sans bourrelets ni grosseurs mal placées et ceci tout au long de la vie, que les femmes aient ou non des enfants, que les hommes soient jeunes ou plus âgés.

Notre corps est comme une automobile. Nous donnons à manger à notre voiture en remplissant son estomac (le réservoir) de carburant. Nous lui refermons la bouche (bouchon du réservoir) et notre auto digère. Elle utilise le carburant pour produire de l'énergie mécanique, de l'énergie électrique et de l'énergie calorique, comme nous. Ensuite, elle rejette les déchets par son intestin que nous nommons pot d'échappement. Notre voiture se fait-elle de grosses fesses? Des bourrelets disgracieux? Non, elle utilise son aliment le carburant sans se déformer.

Il en va très exactement de même pour notre corps dès qu'il a atteint l'âge adulte, il ne doit plus changer de mensurations tout au long de la vie. Vous avez forcément quelques personnes qui répondent à cette description autour de vous, du moins je l'espère!

Nous ajouterons que pour que ce système fonctionne parfaitement, non seulement la membrane doit être motile, autrement dit doit se contracter ou «vibrer», mais de plus **cette membrane ne doit pas être poreuse** afin de garder la maîtrise de ce qu'elle transporte, collecte et distribue. Elle ne doit en aucun cas laisser échapper son contenu par «erreur». Elle doit pouvoir donner et prendre de manière sélective, mais pas «laisser filer», ce qui serait une sorte d'incontinence du fascia.

Le Dr Catherine Kousmine[1] explique pourquoi la porosité de nos muqueuses est extrêmement préjudiciable à nos organes et à leur fonctionnement. Or, cette étanchéité sélective (absence de porosité) autant que la **capacité de cette membrane à vibrer est liée directement à la qualité de notre alimentation**, à la qualité de l'alimentation de nos membranes cellulaires composées à 60 % de gras!

---

1. *Sauvez votre corps*, Dr Catherine Kousmine, Éditions J'ai Lu, 1993.

Nous essaierons de rapprocher de cette hypothèse les effets visibles et quantifiables du Bain dérivatif afin de voir s'ils semblent la confirmer ou si au contraire elle n'a pas de fondements. Nous considérerons que cet ensemble de fascias est construit comme un arbre extrêmement ramifié dans lequel les graisses peuvent se déplacer de façon permanente comme le fait la sève qui parcourt les racines, le tronc, les branches, les feuilles, les fleurs et les fruits de l'arbre, apporte des éléments nutritifs, emporte les déchets et retourne vers les racines pour se régénérer. Un jour viendra probablement où on nous enseignera l'importance vitale des nombreuses fonctions des bonnes graisses dans notre corps transportées par le fascia.

On peut comprendre qu'une membrane si fine, si ramifiée et ne contenant que de la lymphe et nos graisses n'ait pu, à ce jour, être isolée que par morceaux et jamais sortie dans sa totalité lors de dissections. Il faut savoir que dans ce domaine, on ne trouve que ce que l'on cherche ! On peut remarquer par exemple que notre corps étant doté d'un réseau de dizaines de kilomètres de vaisseaux sanguins, il est impossible à la dissection de sortir et d'isoler l'ensemble d'un système circulatoire comme on peut le faire pour un squelette ! Pourtant, personne ne doute plus de l'existence du système circulatoire. Entre le moment où l'homme a vu un cœur et ses grosses artères et celui où il a conçu l'ensemble des ramifications jusqu'aux plus fines que sont les capillaires, il s'est écoulé des centaines d'années ! Jusque-là, chacun pouvait croire que notre corps était comme une éponge pleine de sang. Il a fallu penser ce système pour pouvoir ensuite observer au microscope et conclure ! C'est ce travail qu'il s'agit d'imaginer pour ce qui concerne le fascia.

L'existence d'un système nommé fascia étant posée, son entrée et sa sortie se trouvant sur les intestins, comment travaille ce système ?

Le transport des graisses étant assuré par la motilité de ce fascia, quelles sont les fonctions du fascia, quelles sont les fonctions des graisses transportées ? En quoi le travail du fascia transporteur des graisses est-il nécessaire et bénéfique pour le corps ?

Comment travaille ce système ?

Lorsque l'on découpe une bête qui a grandi dans la nature immédiatement après l'avoir tuée, on peut observer que les muscles s'agitent de manière spasmodique, on les voit sursauter. On peut également observer que la membrane intestinale vibre ainsi que l'ensemble des fascias. On parle de la motilité de l'intestin, mais on peut appliquer le même terme aux microvibrations du fascia. Les fasciathérapeutes ne parlent-ils pas d'activité rythmique des fascias ?

Nous savons que la motilité de l'intestin sert en particulier à faire progresser vers la sortie les matières qu'il contient. Toute personne dont la paroi intestinale n'est plus motile est chroniquement constipée. Il en va de même pour la progression, le déplacement des graisses dans le fascia : **lorsque le fascia ne vibre plus, les graisses ne peuvent plus se déplacer,** accomplir leur travail dans l'ensemble du corps et être éliminées par l'intestin. On pourrait parler de **fascia constipé** !

Si l'animal est du type sauvage, ces membranes ne contiennent que des graisses fluides et l'animal a une bonne résistance au froid. Les fourreurs savent très bien qu'un vison sauvage n'a aucune graisse épaisse mais que son poil est beaucoup plus fourni et plus long que celui des visons d'élevage qui, eux, non seulement ont le corps déformé par des graisses épaisses, mais de plus sont frileux !

Si l'animal est d'élevage, on trouve dans les fascias, selon les régions du corps, des graisses fluides, par exemple autour du cerveau ou dans les plèvres. Mais on trouve aussi autour du ventre, des cuisses, dans le dos des graisses jaunes épaisses, des graisses blanches épaisses et floconneuses et parfois dures et cassantes. On trouve ces types de graisses épaisses non seulement chez les animaux d'élevage, mais aussi chez les humains ! D'élevage ?

Lors des opérations, on peut constater que chez les bébés et les enfants, les fascias vibrent magnifiquement bien. Chez les adultes, il n'en va plus de même, surtout pour ceux qui sont encombrés de graisses épaisses. Selon notre démarche, ces personnes sont « constipées » du fascia.

Afin de compléter notre hypothèse, nous supposons que **la motilité du fascia**, comme celle de l'intestin, est particulièrement **stimulée par deux facteurs** : une **activation mécanique** (ou friction) de terminaisons nerveuses situées dans la **partie basse des plis de l'aine**, entre les cuisses, le sexe et le périnée. Cette activation est principalement obtenue par **la marche**. Le **second facteur** est la

présence de fraîcheur au périnée et au sexe, naturellement apportée par l'évaporation de la sueur lorsque nous marchons dans la nature sans vêtements, ce qui était la condition première des humains. C'est particulièrement dans l'apport de la fraîcheur que se place le **Bain dérivatif.**

Lorsqu'une personne bénéficie d'une alimentation naturelle à base de fruits, de graines oléagineuses, de légumineuses, d'un peu de céréales et de tubercules (pomme de terre, manioc, taro, igname), d'un peu de poisson ou de volaille, si elle prépare ces aliments de manière à conserver toutes leurs propriétés et qu'elle mastique bien, son corps fabrique des graisses fluides, comme les animaux sauvages. Si de plus son fascia travaille correctement, il n'y a pas de stagnations, pas de « constipation », ni de l'intestin ni du fascia. Les graisses circulent et s'éliminent à la vitesse où elles entrent par la digestion, le corps garde une silhouette parfaite et dispose en permanence de l'énergie nécessaire à ses besoins. Des modèles de ce genre existent encore nombreux sur cette terre ! On peut en trouver en Papouasie-Nouvelle-Guinée, chez les Mélanésiens, en Afrique, mais aussi dans nos pays occidentaux bien sûr ! En particulier chez les naturistes[1] ! Divers facteurs tendent à les faire disparaître peu à peu : le vêtement (associé à la sédentarité) parce qu'il maintient trop au chaud avec les élastiques qui coupent la circulation du sang, de la lymphe et des

---

1. Naturistes qu'il ne faut pas confondre avec les nudistes ni avec les natu-touristes de l'été ! *Cf.* du même auteur, *Le Bonheur d'être nu*, Albin Michel, et *Vivre le Naturisme*, Éditions LPM, 2002.

graisses, les collants qui compriment et échauffent, les slips, protège-slips, les pantalons, mais aussi les gigoteuses, les combinés, les couches de cellulose des bébés !

Outre la fraîcheur et l'activation ou friction, les fascias sont « manipulés », « travaillés » par l'activité musculaire, le travail des organes, autrement dit par le mouvement, les sports, la respiration thoracique, les massages, l'alternance du chaud et du froid sur le corps (chair de poule), que ce soit sous la forme de douches, bains, saunas, la marche pieds nus sur le sable mou ou avec des chaussures (et non des « boîtes à pieds » !) qui permettent à la voûte plantaire d'effectuer son travail indispensable, à la fois sur la chaîne musculaire et sur la circulation veineuse retour. Notons tout de même que dans nos pays, la marche est conseillée aux personnes sujettes à la constipation. Mais elle ne suffit pas toujours et ne règle pas plus que le sport de manière tangible les problèmes de surpoids. **Il faut en effet abandonner l'idée que le sport suffit à faire disparaître les mauvaises graisses.** L'activité musculaire et donc sportive a besoin de bonnes graisses comme « carburant », mais elle n'est pas **LA** manière d'éliminer les graisses, certainement pas les graisses épaisses chargées de produits toxiques. Les graisses sont normalement, naturellement éliminées par le bon fonctionnement du fascia qui les achemine vers la sortie. À nos yeux, il est évident que **le maintien au chaud du bas du ventre** participe amplement (avec l'alimentation) au développement de l'**obésité**. Le port de slips, de collants, de pantalons moulants, le travail assis ou debout sur place, en augmentant la chaleur du bas du ventre, en entravant la libre circulation des liquides du corps, diminuent considérablement le travail du fascia. Le sport, les massages *massent* les fascias mais ne les activent pas. Ils ne leur font pas faire le travail indispensable de pompage, dans le corps, des produits qui doivent être éliminés.

Plus une personne est sédentaire, moins les fascias sont actifs. Si l'on y ajoute la chaleur maintenue au périnée par les vêtements, il ne faut pas s'étonner que la constipation, la mauvaise élimination, soit devenue un mal du siècle dans les sociétés industrialisées. Pas étonnant non plus que la cellulite (inflammation du tissu sous-cutané) due à la pression des graisses floconneuses soit si répandue. Soulignons qu'elle n'est pas une spécialité féminine : de plus en plus d'hommes en sont affligés depuis plus de cinquante ans dans le monde !

Enfin, on comprend mieux pourquoi le port de vêtements serrés ou dont les élastiques « marquent » favorise l'apparition de bourrelets disgracieux, vagues de graisses comprimées, endiguées et vouées à la formation progressive de cellulite. Dans nos pays, ce sont les femmes qui portent les vêtements les plus contraignants et sont ainsi les plus exposées à la transformation de ces graisses en peau d'orange. Attention de ne pas confondre statistiques et lois naturelles !

Quelles sont les fonctions de cet ensemble graisses et fascia ? Quels sont les bénéfices pour le corps ?

Le Pr Robert Maigne [1] considérait le fascia comme la « poubelle » dans laquelle circulaient les graisses et les produits toxiques qui s'y fixaient. De notre point de vue, si le fascia joue bien un rôle de nettoyage, il ne s'agit là que d'une faible partie des nombreuses fonctions de cet ensemble fascia-graisses, nous ne les connaissons certainement pas encore toutes !

Dans les conditions idéales d'une alimentation naturelle et intelligente, une bonne mastication et la pratique quotidienne du Bain dérivatif, les graisses qui circulent dans le fascia sont fluides, autrement dit un peu plus épaisses qu'une bonne huile d'olive et sensiblement de la même couleur. On peut alors décrire au moins huit fonctions accomplies par ce système graisses-fluides-fascia.

Attention ! Six des huit propriétés qui suivent **ne s'appliquent qu'aux graisses fluides** [2] et non aux graisses épaisses.

1 - Seules les graisses fluides chassent les graisses épaisses. Ce qui est une très bonne nouvelle pour les personnes en surpoids. Fabriquer des graisses fluides n'est pas difficile ni coûteux ! Grosso modo, pour faire des graisses fluides, il faut choisir des aliments frais de bonne qualité, les préparer crus ou cuits avec soin pour ne pas les dévi-

---

1. *Mal de dos, mal du siècle*, Pr Robert Maigne, Marabout, 1983. (Attention, le titre a été récemment repris par un autre auteur !)
2. Pour savoir comment fabriquer des graisses fluides, consulter du même auteur, *Soyez bien, Mangez bio !*, ou *Nous sommes tous beaux*, Éditions LPM, 2000, 2001.

taliser, les combiner correctement entre eux et les mastiquer parfaitement. Plus nous nous attachons à fabriquer des graisses fluides, plus nos graisses épaisses sont poussées vers la sortie.

2 - Seules les graisses fluides nous protègent du froid et de la chaleur. Pour cette raison, elles **empêchent la rétention d'eau** et évitent que nous ayons les mains ou les pieds froids. C'est la pratique du Bain dérivatif qui permet aux graisses fluides d'aller prendre leur place sous la peau des mains et des pieds comme dans tout le corps, nous rendant ainsi moins frileux et moins sensibles à la chaleur en été. Dans la revue *Ça m'intéresse* d'octobre 2003, dans un dossier consacré à la canicule et aux hivers froids qui nous guettent, il était porté en tête de paragraphe que « seule la graisse brune dite du nourrisson nous protège du froid » et, par voie de conséquence, du chaud. Lorsque le corps ne trouve pas suffisamment de graisses fluides sous notre peau, il se met à stocker ce qu'il trouve, à savoir le plus souvent de l'eau pour essayer de nous protéger. Le problème est que l'eau est un conducteur et non un isolant. Voilà pourquoi certaines personnes qui, pour ne pas grossir, se privent de tous les corps gras (ce qui est une grave erreur préjudiciable pour le cerveau !) et boivent beaucoup d'eau (en espérant mieux éliminer !) enflent, font de la rétention d'eau et peuvent aller jusqu'à l'œdème [1]. Les graisses épaisses ne nous protègent ni du chaud ni du froid. On peut être très gros et très frileux !

---

1. Sur tous ces phénomènes, il est intéressant de lire *Maigrir, Eau, Feu, Lipides, Liquides* du Dr Jean Minaberry, endocrinologue, nutritionniste. Publication à compte d'auteur, 1998.

3 - Seules les graisses fluides sont notre carburant, notre énergie [1] **mécanique.** Lorsque nous courons sur un stade, ce ne sont pas nos os, nos muscles ni nos organes que nous brûlons. Ce sont nos graisses, les meilleures étant les graisses fluides. Si les graisses épaisses étaient bonnes pour le sport, tous les gros seraient de grands sportifs ! Chez un sportif doté de bonnes graisses fluides qui circulent bien avec le Bain dérivatif, le massage n'est pas nécessaire après l'effort. Car un fascia en bon état pompe immédiatement et en permanence l'acide lactique et la circulation des graisses fait que celle qui vient d'être utilisée est immédiatement remplacée. Il n'y a donc pas de douleurs musculaires après l'effort. Ayant mené seule de grands voiliers [2] à travers les océans, je suis bien placée pour savoir de quoi je parle. Si le fascia travaille correctement durant l'effort, il absorbe l'acide lactique et le confie aux graisses chargées de le conduire vers la sortie. Une partie des graisses est absorbée par le travail musculaire et de nouvelles graisses sont acheminées vers ces muscles. Inutile d'aller les chercher manuellement par des massages lorsque le corps fonctionne correctement.

4 - Seules les graisses fluides sont **l'alimentation continue** des muscles et des organes. C'est ainsi qu'elles évitent la perte musculaire et la perte osseuse. Lorsque nous

---

1. Notons bien qu'ici nous parlons d'énergie motrice, et non psychologique.
2. En 1986, l'auteur faisait partie de la sélection des douze plus grands sportifs de l'année de *L'Équipe Magazine*, sélection destinée à représenter la France au Festival sportif de La Plagne.

jeûnons, lorsque nous devons sauter des repas, nous ne devons pas nous affaiblir. La présence de graisses fluides qui circulent permet une alimentation des os, des muscles et des organes pendant quelque temps. Il est plus facile de jeûner lorsque l'on n'a que des graisses fluides (on est mince) que lorsque l'on n'a que des graisses épaisses (on est alors gros). En vibrant, le fascia distribue les graisses fluides. Les personnes volumineuses souffrent beaucoup lorsqu'elles jeûnent, paradoxalement, elles n'ont aucune réserve utilisable. C'est pourquoi elles ne doivent jamais jeûner sans une assistance médicale.

On voit que le fascia peut absorber ou « donner » selon les besoins, mais il ne doit en aucun cas « laisser passer sans contrôle », ce qui se produit lorsqu'il est poreux, quand les membranes cellulaires sont mal nourries. Il ne doit pas laisser filer sans contrôle des produits toxiques à travers sa paroi. Le Dr Catherine Kousmine avait très bien compris le danger de la porosité qu'elle considérait comme l'un des plus graves pour le corps [1].

5 - Les graisses fluides et les graisses épaisses récupèrent les déchets de fonctionnement interne du corps, pompées par le fascia. S'il n'y a que des graisses fluides et que le fascia fonctionne, ces déchets sont conduits vers la sortie. Si les graisses sont épaisses et que le fascia n'est pas activé, ces déchets stagnent dans le corps, dans les bourrelets, autour des organes. Le problème

---

[1]. In *Sauvez votre corps*, *op. cit.*, p. 34.

est que cette stagnation peut se faire autour du cerveau, autour du cœur ou des reins. On peut comprendre l'importance de les expulser chaque jour en pratiquant le Bain dérivatif.

    Parmi ces déchets, nous avons déjà mentionné l'acide lactique lors de l'activité sportive. Nous pouvons y ajouter les millions de cellules mortes libérées chaque jour et remplacées aussi vite. Il y a aussi les résidus des médicaments, les pesticides que l'on ingère ou inhale, les additifs alimentaires, etc. Les personnes dont le fascia est mal nourri et qui ne font pas de Bain dérivatif éliminent mal ces déchets. Cela permet peut-être de comprendre pourquoi certains s'encrassent, épaississent, soi-disant à cause des années, tout en mangeant moins. C'est la perte de la souplesse et de l'agilité attribuée à l'âge, alors qu'il est possible de retrouver cette souplesse en agissant à la fois sur l'alimentation et le Bain dérivatif.

6 - Les graisses fluides et les graisses épaisses récupèrent les déchets arrivés de l'extérieur : fumées, poussières des villes et des campagnes, produits qui passent à travers le cuir chevelu (couleurs, décolorations, permanentes, défrisage, shampooings), sur la peau (savons, gels douches, crèmes, cosmétiques, parfums, produits pour la vaisselle, le sol...), les produits inhalés (aérosols, déodorants, bombes anti-odeurs, blocs parfumants WC, plaquettes insecticides, pesticides ménagers, composants des meubles agglomérés, colles, vernis, peintures...). Mais aussi ce qui pénètre dans la peau accidentellement. Vous vous enfoncez un bout de bois terreux dans le pied. Vous ôtez le bois, mais il reste à l'intérieur de la terre et des germes. Lorsque le corps est en très bonne santé, qu'il contient essentiellement des graisses fluides et que vous pratiquez des Bains dérivatifs intensivement dans ces moments, le fascia pompe tous ces déchets, les confie aux graisses qui les renvoient vers la sortie. Voilà pourquoi un animal qui se blesse, tout comme un homme de la brousse peuvent éviter l'infection. Durant la Seconde Guerre mondiale, une grenade a éclaté entre les pieds de mon père. Des morceaux de grenade se sont logés un peu partout, certains dans les os. Nous avons vu (par radiographie), au fil des ans, les morceaux situés dans les os sortir de l'os (pompés par le fascia) puis apparaître sous la peau avant de disparaître quelques années plus tard, normalement, par les selles. Notre corps est équipé pour expulser de lui-même bien des éléments venus de l'extérieur ! À condition que les membranes cellulaires soient bien nourries et que les divers systèmes fonctionnent !

Là aussi il est facile de comprendre que la présence importante de graisses épaisses, ajoutée à la chaleur excessive du bas du ventre, entraîne une stagnation de tous ces déchets dans le corps qui peut durer des dizaines d'années !

7 - Seules les graisses fluides ont une **fonction hormonale importante**. Notre système hormonal est extrêmement sensible à nos émotions. La présence de graisses fluides permet au corps de prendre le relais ou d'absorber les surplus hormonaux. Mes nombreux voyages durant trente ans m'ont permis de constater que les problèmes dits de ménopause étaient une particularité des femmes vivant à l'occidentale. Je ne dis pas « les femmes occidentales » puisque 20 % d'entre elles échappent à ce fléau! Je dis « vivant » ce que l'on nomme aujourd'hui « à l'occidentale ». C'est-à-dire mangeant du sucre, des farines blanches, des conserves, des aliments dévitalisés, buvant des boissons gazeuses sucrées, consommant trop de produits laitiers, mous, lactés, et avalant leurs aliments au lieu de les insaliver et de les mastiquer lentement. Peu importe qu'elles soient asiatiques, africaines, mélanésiennes ou européennes, ce n'est pas génétique! C'est le fait de s'alimenter industriellement et de tout absorber à grande vitesse. Les autres n'ont pas de bouffées de chaleur, pas la peau qui s'abîme, pas les os qui s'effritent, pas la libido qui plonge ni de sécheresse des muqueuses! Tout simplement parce qu'elles ont des graisses fluides qui circulent bien. Lorsque l'on aide une Occidentale à rectifier son alimentation et qu'elle pratique les Bains dérivatifs, on voit disparaître tous ces inconvénients qui ne sont que le signe d'une dégénérescence! On commence même à rencontrer des petites filles qui n'ont jamais eu de règles et qui ont des bouffées de chaleur et la peau sèche! La boucle est donc bouclée. Elle nous montre que lorsque les ovaires ne répondent plus, ce n'est pas le début de la « vieillitude » mais le retour à un état que nous avions avant les règles. À condition qu'il y ait suffisamment de graisses fluides dans le corps. Sinon que se passe-t-il? Le cerveau qui, lui, sait qu'il y a des précurseurs hormonaux dans les graisses fluides, commande tout bêtement, très bêtement, le stockage des graisses, de toutes les graisses sans faire de détail! Et les femmes grossissent. Et se privent de gras. Et boivent beaucoup d'eau. Et font de la rétention d'eau ! Le cercle vicieux ! Et le soja ? Ce n'est pas le soja qui à lui seul protège les femmes asiatiques : elles ne mangent pas de crèmes sucrées ni de yaourts au soja, ne boivent pas leur bol de lait au soja le matin ! C'est la présence de graisses fluides dans tout le corps qui les protège, grâce à une alimentation traditionnelle très équilibrée, très riche en légumes frais, en légumineuses, oléagineuses et en riz, pauvre en produits animaux, sans produits laitiers. Si vous gardez une alimentation industrielle occidentale en ajoutant tout le soja que vous voulez, vous vous exposez aux effets néfastes de l'excès de soja et vous ne verrez pas disparaître vos problèmes. Sachez aussi que le soja n'est vraiment intéressant pour l'organisme que lorsqu'il est fermenté : tempeh, miso, ou tofu raisonnablement.

8 - Seules les graisses fluides[1] contiennent beaucoup de **cellules souches adultes** capables de produire toutes sortes de tissus du corps humain. Cette pure merveille fut découverte aux États-Unis en 2001 à l'occasion d'une simple liposuccion[2] ! Vous avez bien LU ! Liposuccion ! Car dans cette petite opération, ce sont bien évidemment en premier les graisses fluides qui s'en vont ! Or, elles contiennent des cellules capables de réparer la peau, de faire repousser les cheveux disparus même à

---

1. Par opposition aux graisses épaisses. Mais il y a des cellules souches dans le sang, la moelle osseuse, etc.
2. *Science et Vie*, juillet 2001, premier article d'une série ! Malheureusement, les cellules souches adultes, ne pouvant être utiles qu'à la personne qui les porte, sont négligées au profit des cellules embryonnaires plus exploitables.

quatre-vingts ans, de rendre aux cheveux leur couleur d'origine et certainement de réparer bien des choses que nous ne voyons pas.

En résumé : la combinaison alimentation de qualité et Bain dérivatif participe à la régénérescence permanente du corps : si la nature a prévu l'existence de cellules souches dans les graisses fluides, que les graisses fluides sont les seules que nous devons avoir, que ces graisses peuvent circuler dans tous les recoins du corps avec le Bain dérivatif (ou en marchant fesses nues toute la journée !), cela signifie que **notre corps**, comme un arbre, **est capable** – dans une certaine mesure bien évidemment ! – **de s'autoréparer** en permanence, comme les arbres et les animaux sauvages. Cela permet aussi de mieux comprendre pourquoi Louis Kuhne[1], dans *La Nouvelle Science de guérir*, s'émerveillait des effets nombreux et spectaculaires de la combinaison bonne alimentation et Bain dérivatif !

Qu'advient-il lorsque le système « se grippe », « se constipe » ?

Nous commençons à mesurer là tout ce qui est en sommeil dans notre corps lorsque nous gardons le périnée au chaud toute la journée, même si nous avons une alimentation équilibrée ! Le corps est peu à peu envahi de matières qui auraient dû être éliminées, ce qui a pour

---

1. *La Nouvelle Science de guérir*, *op. cit.*, p. 11.

effet soit de faire grossir, soit de faire maigrir, aussi étonnant que cela puisse paraître, nous le verrons ultérieurement. Lorsque le fascia n'arrive plus à faire circuler ce qui s'accumule chaque jour de bonnes ou de mauvaises graisses chargées de toxines et de déchets, il y a soit encombrement, engorgement, soit étouffement des tissus et maigreur. Avec tous les signes de vieillissement prématuré qui en découlent ! La perte d'énergie, la fatigue, l'encrassement, le ralentissement du renouvellement cellulaire et la lassitude et la tristesse qui nous accompagnent lorsque le corps répond de moins en moins bien à nos demandes. Or ce n'est pas une fatalité ! L'âge à lui seul ne peut nous dégrader à ce point ! D'ailleurs, il suffit de lire des chercheurs comme le Dr Dominique Lanzman-Petithory (*La Diététique de la longévité*, Éd. O. Jacob), le Dr J.-M. Bourre (*La Nouvelle Diététique du cerveau*, Éd. O. Jacob), le Dr David Servan-Schreiber (*Anticancer*, Éd. R. Laffont), le Pr Luc Montagnier (*Les Combats de la vie*, Éd. JC Lattès). Mais aussi les livres de Thierry Souccar, du Dr Curtay, etc., pour comprendre que ce n'est pas l'âge notre **pire ennemi**, mais l'**alimentation**, et j'ajoute, certaine de ne pas me tromper, la **chaleur du bas du ventre**. Avec les poches de gel spécialement conçues, aujourd'hui, nous n'avons plus aucune excuse à ne pas le rafraîchir !

Lorsque le fascia est inactif, on observe deux phénomènes : les bonnes graisses sont mal réparties, les graisses s'entassent dans l'organisme. Le corps, le visage, le cou, se déforment.

1 - Les bonnes graisses ne se répartissent plus comme elles le devraient.

On peut alors constater une ou plusieurs des réactions suivantes :

– les extrémités, mains, pieds, sont souvent froides ou au contraire moites ;

– la résistance au chaud et au froid est mauvaise. La personne est frileuse ou souffre de la chaleur, bien souvent les deux ;

– la peau, mal nourrie et mal irriguée, se dessèche, se ride, desquame, prend l'apparence « peau de lézard » : on utilise de plus en plus de crèmes hydratantes ;

– la peau étant mal protégée des variations de température, la rétention d'eau s'installe ;

– une activité physique normale fatigue, on a l'impression de ne « rien avoir » dans les bras ou dans les jambes, ce qui en quelque sorte est vrai : les graisses fluides manquent.

2 - Les graisses ne sont pas évacuées en temps voulu, elles s'entassent.

– Des bourrelets, un gros ventre, les cuisses, prennent de l'épaisseur, le tout étant aggravé par les vêtements (bourrelets aux emplacements des élastiques, ceintures, compression des collants et pantalons).

– Bloquées et compressées, les graisses se compactent, deviennent dures, floconneuses, ont un aspect « peau d'orange ».

– Lorsque les fascias subissent des crispations provoquées par le froid (chair de poule), la peur, le stress, il se produit des étranglements, des boules diverses (lipomes, excroissances) peuvent apparaître. Certaines sont visibles sous la peau des bras, du cou, du dos, sur la tête, d'autres, internes, ne sont pas visibles à l'œil nu. Selon le lieu où elles se trouvent, on peut les repérer à l'échographie ou avec une IRM (imagerie à résonnance magnétique) ou un scanner.

– Le volume du corps, les formes du visage, le poids, sont affectés. Soit on grossit, le poids est trop important par rapport à l'ossature et les articulations en souffrent. Apparaissent alors la fatigue, l'essoufflement, la fatigue du cœur. Parfois, au contraire, le corps se rétracte de plus en plus, une maigreur qui peut devenir extrême s'installe.

– Comprimés, les vaisseaux sanguins voient leur flux ralenti, des varices se forment ainsi que de très fines veines bleues qui marbrent les cuisses et les jambes ou les pieds. On parle alors de mauvaise circulation, mais ce que nous voyons depuis plus de trente ans tend a montrer que la pratique du Bain dérivatif fait disparaître les torsades en relief des veines et atténue puis fait disparaître les veinules bleues chez de nombreuses personnes, à condition qu'elles n'aient pas subi trop d'interventions chirurgicales et que l'ensemble de l'organisme ne soit pas trop délabré. Il faut en moyenne une bonne année de Bains dérivatifs quotidiens et d'alimentation intelligente pour obtenir ce résultat, parfois moins, parfois un peu plus. On peut supposer que le flux circulatoire est entravé par la compression des graisses. Que cette lenteur n'est pas la cause du trouble mais la conséquence d'un encombrement. Il suffit de faire partir ces surcharges avec des Bains dérivatifs pour voir la circulation veineuse se rétablir sans « sacs de nœuds » !

– Des amas graisseux alourdissent la silhouette et la déforment mais la personne concernée ne prend pas toujours du volume. Elle peut même maigrir tout en ayant de la cellulite, les graisses non éliminées et compressées ayant pour effet de faire grossir ou maigrir. Dans l'amaigrissement, ce sont les muscles et les chairs qui, comprimés, sont mal nourris. Selon Louis Kuhne, cette maigreur est souvent plus préjudiciable que des rondeurs. Elle est en général plus difficile à résoudre que l'excès de volume, il est en effet plus facile de perdre un excès de poids que de prendre du poids quand on en manque. Attention : ne confondez pas maigreur et minceur ! Il y a dans les pays industrialisés tant de personnes trop « enveloppées » qu'une personne normalement mince est souvent regardée comme maigre. Si vous mesurez 1,70 m, que vous pesez 55 kg et faites du 36, que vous pratiquez la randonnée sac au dos ou de la voile sans fatigue, si vous accomplissez votre travail et toutes les tâches d'une journée sans vous épuiser, vous n'êtes pas maigre. Vous avez des os fins et des muscles longs, vous êtes une fille normale en bon état.

Voilà pourquoi **nous ne parlerons pas de poids mais de volume**, étant entendu qu'idéalement, il nous faut être **le plus lourd possible pour le plus mince possible** ! Car les graisses sont très légères et occupent beaucoup de place tandis que les os et les muscles sont plus denses. Si vous considérez deux bouteilles d'eau identiques d'un litre et demi, l'une étant pleine, l'autre vide : l'une pèse 1,5 kg, l'autre 150 grammes ! Pourtant elles ont exactement les mêmes mensurations ! Elles peuvent porter les mêmes « fringues » ! La plus intéressante des deux est celle qui est pleine ! C'est la plus lourde sur la balance !

Vous observerez qu'en adoptant une alimentation intelligente et en pratiquant les Bains dérivatifs, les os et les muscles peuvent s'alourdir tandis que la graisse s'en va. Vous pouvez très bien prendre du poids sur la balance tout en vous amincissant. Vous le verrez au chapitre « Poids et volume ».

– Les organes comprimés par les graisses excédentaires sont moins bien alimentés, moins bien nettoyés, leur fonctionnement en est affecté.

– Les graisses en trop réduisent aussi la mobilité ; des résistances, des douleurs apparaissent au cou lorsque l'on tourne la tête, l'agilité générale du corps est diminuée : on monte plus difficilement les escaliers. On a plus de mal à courir, sauter, danser, ce qui n'est pas un effet de l'âge mais de l'encombrement. La pratique du Bain dérivatif, en restituant rapidement la souplesse, confirme cette hypothèse.

– Lorsque le fascia ne remplit pas ses fonctions naturelles, le corps donne des signes de vieillissement prématuré : les cheveux blanchissent, deviennent clairsemés ou tombent, les rides apparaissent en diverses parties de l'épiderme, les formes sont altérées, qu'il s'agisse du corps ou du visage. Le Bain dérivatif associé à une alimentation intelligente produit des effets mesurables sur ces signes d'usure, il régénère. Il ne vous redonnera pas vos vingt ans. Il vous donne le moyen de vous maintenir en bon état pour votre âge, il permet de ralentir souvent de façon notoire un processus engagé de dégradation, ce qui n'est déjà pas si mal !

Mais attention : il ne faut pas en déduire que le Bain dérivatif peut faire des miracles. Si un organe est bien atteint, le Bain dérivatif ne va pas le ressusciter. Par contre, associé à une alimentation intelligente, il pourra soutenir avantageusement un traitement que vous ordonnera le médecin. Le Bain dérivatif ne remplace pas la chirurgie ni les soins devenus urgents et indispensables lorsque le processus de détérioration est bien engagé. Contrairement à ce que disait Louis Kuhne, il n'empêche pas les médicaments de faire leur travail, mais il permet d'en éliminer plus vite les excipients, il permet de supporter mieux les traitements lourds, il aide à la convalescence.

Le Bain dérivatif est un excellent moyen de prévention, il permet un bon fonctionnement du corps. Il est ressenti comme régénérant par la grande majorité de ceux qui le pratiquent, même par des personnes au-delà de quatre-vingt-dix ans. **Ses effets sont strictement liés à l'intensité et la régularité** des « bains » (ou utilisation de poches de gel) associées à une alimentation correcte. **Le Bd n'est pas plus dangereux que de marcher quelques HEURES chaque jour nu sous une djellaba ou sous un kilt !**

Bien que nos maux aient des causes variées, qu'ils soient d'origine traumatique (froid, chaud, blessure, coup) ou psychologique, dans tous les cas, des régions de notre fascia se crispent. Lorsque ce fascia est en bon état de fonctionnement, les réactions peuvent être fortes, mais de courte durée : chair de poule, sueur abondante, hématome, ou bien pleurs, tremblements, vomissements, etc. Les vrais problèmes commencent avec l'encombrement du corps, avec la stagnation des déchets. C'est sur cette part très concrète qui envahit notre anatomie que le Bain dérivatif intervient. Lorsqu'un moteur est sale et encrassé, il se grippe ou tourne mal. Il en va de même pour nous. Personne ne doute plus aujourd'hui que la constipation est un fléau des pays industrialisés, qu'elle est responsable d'intoxication lente interne. Ce que nous disons ici, c'est que cette **constipation** concerne non seulement **l'intestin**, mais aussi **le fascia**. Nous avons mille manières de le pressentir et les massages, la kinésithérapie, la fasciathérapie, la gymnastique, la pratique de la marche ou d'un sport sont quelques-unes des manières d'essayer de répondre aux problèmes posés par cette absence générale de motilité du fascia. Ces diverses activités déplacent le contenu des fascias mais ne les dirigent pas vers la sortie. Elles ont cependant un rôle essentiel car elles décrispent les fascias, ce qui rend plus aisé le travail du Bain dérivatif. Il existe encore de rares kinésithérapeutes qui ont été formés par le Pr Robert Maigne et qui pratiquent avec leurs mains exclusivement un **palpé-roulé profond**[1] qui a pour effet de décoller les fascias. Ce travail sur le corps est particulièrement recommandé aux personnes qui commencent les Bains dérivatifs dans le but de perdre un excédent de graisses. Le Bain dérivatif ne remplace pas ces soins mais facilite de façon remarquable leur travail en conduisant vers l'expulsion les matières excédentaires.

L'idée de Louis Kuhne était que la présence des masses de graisses bloquées en certaines régions du corps était seule responsable de tous nos maux. Aucune étude offi-

---

1. www.palper-rouler.info

cielle ne permet de le confirmer. En revanche, l'expérience de chacun montre clairement que la disparition visible et vérifiable médicalement de certains maux se produit parallèlement à la pratique du Bain dérivatif qui s'accompagne de l'élimination de surcharges mesurables et quantifiables !

On constate aussi un remodelage du visage et du corps, ce qui peut être sensible en quelques mois mais nécessite parfois un ou deux ans. Plus exceptionnellement, ces effets sont visibles en quelques semaines chez les sujets ayant déjà une bonne hygiène de vie, et ceci indépendamment de l'âge. L'effet sur le visage est tel que Louis Kuhne y a consacré un long travail dont nous allons voir les éléments essentiels.

CHAPITRE 2

Les correspondances entre les surcharges de la tête et du visage et celles du corps selon les observations de Louis Kuhne

Montre-moi ton visage, je dessinerai ton corps!

Louis Kuhne, dans un ouvrage intitulé *La Science de l'expression du visage*[1], décrit divers types de répartition des surcharges dans le corps et les met en relation avec les diverses zones d'empâtement du visage et de la tête. Cela lui permet de «lire», par la seule observation du visage et de la tête, où se situent les excès de graisses et d'imaginer la silhouette de son «propriétaire». Il devient alors possible, en observant uniquement le visage d'une personne, de présumer qu'elle a le ventre encombré ou le dos épais, même si les vêtements font illusion, même si l'on ne peut voir que la tête et le cou. Selon Louis Kuhne, la répartition de ces surcharges est

---

1. *La Science de l'expression du visage*, Louis Kuhne, Éditions CEVIC (épuisé), établit une correspondance exclusivement descriptive entre le visage et le reste du corps.

aussi en relation directe avec l'état d'encombrement des organes.

Attention : Louis Kuhne, il y a cent cinquante ans, concluait à la maladie. Nous ne pouvons absolument pas nous permettre de telles conclusions ! Nous nous garderons bien d'en tirer quoi que ce soit concernant l'état des organes ! C'est le travail du médecin qui est spécialement formé au diagnostic et dispose d'analyses, d'échographies, radios, etc. Nous ne pouvons conclure qu'une seule chose : **un ou des organes de cette région du corps sont probablement un peu trop enrobés de gras**. Ce qui entraîne leur fatigue.

À titre individuel, chacun de nous peut se livrer au jeu des correspondances, ne serait-ce qu'en se regardant dans son miroir ou en comparant des photos de notre visage à six mois d'intervalle par exemple. Cela peut donner envie de s'occuper de soi ! Voir repousser peu à peu ses cheveux tandis que le ventre s'amincit, voir disparaître des grosseurs ou se remodeler le visage en même temps que le profil du corps s'améliore peut être bénéfique pour le moral. Tout comme, à l'inverse, l'absence d'amélioration par le Bain dérivatif pourra conduire à consulter le médecin afin de s'assurer que l'organisme fonctionne correctement. Dans ce cas, l'observation du visage nous aidera parfois à orienter la recherche de la cause de certains maux. C'est dans cet esprit que nous allons nous intéresser au jeu des correspondances.

L'aspect de la peau

Louis Kuhne observe en premier lieu l'aspect de la peau. Que l'on soit d'origine africaine, asiatique ou européenne, nous avons tous en mémoire, le plus souvent de manière inconsciente, les caractéristiques correspondant à l'état de parfaite santé. Nous l'exprimons en général en disant : « Tu es très beau (ou belle) en ce moment ! » Lorsque l'on examine le visage à la lumière naturelle, sans maquillage, et que la personne concernée n'avale pas chaque jour des pilules au carotène destinées à offrir un joli teint (ce qu'un œil exercé est capable de déceler), il est aisé de faire la différence entre un teint clair et une peau blanchâtre, un teint gris et une peau lumineuse. Un teint grisâtre ou blanchâtre, une peau luisante, trop rouge ou jaune, indique, selon ce que dit Louis Kuhne, la présence de « surcharges » dans le corps, en particulier une mauvaise digestion. Bien souvent, la pratique des Bains dérivatifs, associée à une alimentation correcte, se note en quelques semaines à l'amélioration du teint. On vous demandera si vous rentrez de vacances, on vous dira que vous avez bonne mine, que vous semblez en pleine forme. Si vous étiez trop pâle, votre carnation est plus soutenue car l'épiderme est mieux irrigué. Si vous étiez trop rouge, vous retrouvez un teint normal. Si l'altération du teint persiste, il est probablement temps d'en parler à votre médecin !

On doit remarquer ici que bien après Louis Kuhne, le Dr Catherine Kousmine, dans un ouvrage déjà cité ici, dit que l'état de notre peau est l'image fidèle de l'état de la membrane de notre intestin (et par suite du fascia !). Si notre peau est très belle, qu'elle ne nécessite pas de crèmes, qu'elle est souple, lisse, sans rides (malgré l'âge et le soleil, bien sûr que c'est possible [1] !), cela signifie que nos membranes internes sont en excellent état.

L'agilité, la façon de se mouvoir

L'aisance des mouvements de la tête est aussi un indicateur de l'état général du corps. La tête doit pouvoir tourner d'un côté ou de l'autre aisément, se baisser en avant ou se mettre en arrière sans effort ni douleur, sans tensions ni raideurs. On doit pouvoir tourner rapidement la tête pour regarder sur le côté sans avoir à tourner le buste. Cela peut vous surprendre, mais la démarche et la gestuelle doivent garder la même souplesse au moins jusqu'à soixante-dix ans. Lorsque vous pratiquez le Bain dérivatif, vous constatez en général de beaux progrès dans ce domaine. Vous vous surprenez à monter les escaliers en courant sans fatigue, vous constatez une meilleure mobilité de la tête et de l'ensemble du corps.

---

[1]. « Le soleil... » Revue *Ça m'intéresse*, février 2008, et *Le Soleil, aliment indispensable*, France Guillain, Éditions Demeter, 2007.

Répartition des surcharges

La surcharge du devant

D'une manière générale, la présence de graisses épaisses ou dures d'encombrement entraîne soit un épaississement du cou et du visage, soit au contraire une rétractation des traits. Souvenons-nous que c'est le fascia qui nous donne notre forme. Si le fascia ne contient que des graisses fluides qui circulent correctement, notre corps a la forme de notre squelette, des organes et des muscles, sans bourrelets disgracieux, sans maigreur excessive.

Dans le cas de surcharges du devant du corps, le cou est un peu élargi à l'avant, la figure est enflée, parfois bouffie, trop large par rapport à l'ossature, par rapport probablement au sujet lui-même plus jeune. La bouche peut être légèrement proéminente en comparaison de ce qu'elle était à l'origine. La ligne de démarcation du visage se trouve reculée vers l'arrière, il peut y avoir un double menton naissant ou affirmé. Un léger capiton graisseux peut être formé sur le front, des boules peuvent apparaître sur le cou (parfois visibles seulement en inclinant la tête). Ces boules sont le signe d'importantes surcharges.

Il peut arriver aussi que les surcharges de l'avant provoquent au contraire une atrophie des muscles, donnant ainsi un visage rétracté qui se dessèche. Dans le cas des surcharges avant, la peau est soit trop pâle, soit au contraire trop brillante. La mobilité de la tête est forcément affectée. Le fait de la basculer en arrière peut révéler d'autres grosseurs. Il est évident que toute grosseur doit être montrée au médecin. Mais si le médecin vous dit que ces grosseurs ne sont pas dangereuses, qu'il n'y a rien à faire, que c'est l'âge ou héréditaire [1], rien ne vous interdit alors de vous mettre aux Bains dérivatifs, ce qui peut entraîner la disparition de ces « bulles » de graisse que l'on voit d'abord se ramollir au toucher, descendre éventuellement d'un ou deux centimètres puis disparaître de notre vue. Cela ne signifie pas qu'il n'y a plus rien à l'intérieur. C'est pourquoi il ne faut surtout pas arrêter immédiatement, dès le résultat obtenu, la pratique des Bains dérivatifs, et il faut continuer de se faire surveiller. Nous verrons d'ailleurs peu à peu que la pratique des Bains dérivatifs devrait être quotidienne toute la vie, **ce qui n'est pas normal étant de maintenir périnée et sexe toujours au chaud**.

Selon Louis Kuhne, les personnes surchargées du devant ont tendance à avoir des maux de gorge, des dents qui s'abîment plus vite, les cheveux qui tombent, des maux de tête, des éruptions sur la peau telles que boutons et dartres. Ces surcharges avant sont les plus communes, ce sont aussi les plus rapidement (tout étant relatif!) éliminées par le Bain dérivatif. Il est impossible de donner une durée standard, elle dépend de votre âge, de l'état de vos surcharges, de l'état de vos organes, de la durée et de la fréquence des Bains dérivatifs que vous faites. Cela peut donc aller de quelques

---

[1]. Attention : il ne suffit pas de ressembler à ses parents ou à ses grands-parents au même âge pour que ce soit héréditaire ! On peut hériter sans gènes et sans gêne de modes de vie qui reproduisent les mêmes effets aux mêmes âges !

semaines à quelques années. Ce qui est certain, c'est que cela fonctionne pour la grande majorité d'entre nous.

Les surcharges de côté

Comme leur nom l'indique, le visage et le cou sont légèrement enflés (ou au contraire rétractés) sur un côté ou sur les deux côtés. Nous devons tout d'abord définir la notion de symétrie.

La symétrie est un terme mathématique. Elle **ne doit pas être confondue avec l'identité**. Un visage peut être très symétrique alors que les deux côtés ne sont pas identiques. La symétrie se définit par rapport à un **axe de symétrie**. Nous allons donc considérer deux axes essentiels, **l'axe vertical et l'axe horizontal**. Deux points sont symétriques par rapport à l'axe vertical si, étant sur la même droite horizontale, ils se trouvent à égale distance d'un axe vertical qui coupe l'horizontale à angle droit. Prenons pour exemple le nez. L'axe vertical du nez passe entre les deux yeux et en principe au milieu du nez, de la bouche et du menton. La base des ailes du nez se trouve elle sur une horizontale, perpendiculaire à l'axe vertical. Le nez est **symétrique** par rapport à l'axe vertical **si** la **largeur** des ailes du nez est la **même de chaque côté**. Même si le nez n'a pas la même forme de chaque côté. Nous observerons donc sur l'axe vertical la symétrie verticale des yeux, la hauteur du lobe des oreilles, des commissures des lèvres, du bas des contours du visage. Nous observerons aussi en symétrie horizontale si les yeux se trouvent ou non sur la même horizontale (il peut y avoir un œil plus bas que l'autre ou plus incliné vers le bas que l'autre), de même pour les narines, les commissures des lèvres, le bas du contour du visage.

Il n'est pas très difficile d'imaginer que, s'il y a des graisses stockées dans le ventre du côté droit, elles tirent, pèsent sur le fascia, ce qui déforme le visage du côté droit de la personne. Nous naissons tous avec un visage très symétrique, sauf si notre mère a cruellement manqué de vitamine A, ce qui est rare. C'est pourquoi nous disons souvent qu'à la naissance, tous les bébés se ressemblent, leur point commun étant une grande symétrie des traits du visage. Cette symétrie devrait être conservée et nous trouvons belles en général les personnes dont le visage a une bonne symétrie. Une bouche ou un nez dont une moitié est plus basse que l'autre ne sont pas perçus comme beaux. Les raisons de ces appréciations sont clairement étudiées dans *Nous sommes tous beaux!*[1]. Cette symétrie de naissance persiste en général au moins jusqu'à vingt-cinq ou trente ans. Puis, selon notre hygiène de vie et les difficultés rencontrées, elle s'altère peu à peu. Cette évolution est facile à vérifier en observant des photos aux diverses époques de notre vie. Ce qui nous permet de constater que le visage n'est pas immuable. Il se déforme et peut se reformer à tout moment en retrouvant sa symétrie, ce qui nous donne meilleure mine, nous «rajeunit» en quelque sorte. C'est possible à tout âge sous cette forme!

---

1. Du même auteur, *op. cit.*, p. 41.

Un visage asymétrique est en général[1] le signe que des surcharges soit font grossir un côté du corps, soit le dessèchent et le rétractent. Cette surcharge se trouve bien souvent du côté où la personne dort le plus souvent. L'asymétrie peut se retrouver sur l'ensemble du corps, entraînant une épaule plus basse que l'autre, parfois une jambe plus courte que l'autre. C'est la tension générale exercée par le fascia et les muscles qui font la symétrie du corps beaucoup plus que la longueur des os qui n'est jamais parfaitement identique. Des boules peuvent également apparaître de côté à la tête ou au cou : n'oubliez jamais de les montrer au médecin ! Lorsque l'on tourne la tête, on sent une tension nette du côté surchargé ou rétracté. Les dents ont tendance à se carier plus du côté concerné, les maux de tête de ce côté sont plus fréquents. Selon Louis Kuhne, la surcharge du côté gauche entraîne l'incapacité de la peau à transpirer, et, au contraire, la surcharge du côté droit s'accompagne d'une transpiration excessive, jusqu'à celle des pieds. Cette transpiration permet une élimination bénéfique. Un corps qui ne transpire pas du tout élimine très mal, il est très surchargé. On peut l'aider à transpirer soit en faisant des saunas à infrarouges longs (en prenant une douche avant sans se sécher) ou bien en se mettant dans son lit avec deux couettes et trois bouillottes chaudes[2] dont une sur le foie, plus une poche de gel bien froide dans

---

1. Sauf si vous avez été opéré de la face, ou du nez, ou si vous avez eu une hémiplégie ou été victime d'un accident bien sûr !
2. Il existe des poches sur lesquelles il suffit d'appuyer pour qu'elles se réchauffent instantanément. Elles sont réutilisables.

son slip (Bain dérivatif avec poche de gel) jusqu'à obtenir une transpiration qui mouille le tee-shirt ! La pratique du Bain dérivatif régule la transpiration : trop importante, elle diminue ; inexistante, elle réapparaît ; dans les deux cas, elle redevient normale (aisselles et pubis).

La surcharge du dos

C'est, à en croire Louis Kuhne, la plus grave de toutes. On la rencontre chez des sujets de plus en plus jeunes aujourd'hui dans les pays industrialisés. Autrefois elle n'était l'apanage que des personnes de plus de cinquante ans au moins. Aujourd'hui, on la trouve souvent dès l'âge de trente ans et même parfois chez de jeunes enfants atteints d'obésité.

Cette surcharge produit dans le dos des changements de formes, provoque des grosseurs qui peuvent être des boules, des enflures, et peuvent aller jusqu'au dos rond et à la bosse dite de bison. La personne a du mal à se tenir droite. Lorsque cette surcharge s'aggrave, le cou enfle et il n'y a plus de ligne de démarcation entre le cou et l'arrière de la tête. La tête grossit et un dépôt graisseux s'installe sur le front. Toujours selon Louis Kuhne, cette surcharge du dos est souvent accompagnée d'hémorroïdes [1], et la démarche, la posture sont affectées par la présence de surcharges sur les hanches. On peut ajouter à cela la diminution de la mémoire, le manque

---

1. La réciproque n'est pas vraie : vous pouvez avoir des hémorroïdes sans surcharge du dos !

d'énergie. Ces personnes auront besoin de transpirer (sauna à infrarouges, hammam) et d'éliminer abondamment par le Bain dérivatif. Ces personnes auront aussi intérêt à utiliser les poches de gel [1] de nombreuses heures chaque jour.

Ceux qui ont tendance à être surchargés du dos ont habituellement une alimentation trop riche en graisses animales : viandes, charcuteries, fritures, consommation excessive de produits laitiers ou lactés. Alors qu'un régime équilibré suppose 80 % de produits végétaux pour 20 % de produits animaux chaque jour.

La surcharge du dos est la plus longue à éliminer complètement, surtout si les graisses se sont compactées, ce qui est fréquent. Il faut alors, pour les ramollir et les remettre en mouvement afin de les diriger vers la sortie, manger de manière à fabriquer des graisses fluides, boire de l'eau avant toute autre boisson, et en particulier boire un grand bol d'eau chaude le matin à jeun, avant le thé vert ou la tisane que l'on prendra sans sucre ni miel. Il faut enfin prendre l'habitude de mastiquer parfaitement ses aliments, les insaliver longuement.

Au plan mécanique du corps, il est probable que des massages du genre **palpé-roulé profond** et une activité douce comme la marche ou portée comme le vélo en douceur ou la natation en douceur aideront aussi.

Cette surcharge est longue à éliminer, cela peut prendre trois ou quatre années, mais ce qui est sûr, c'est qu'une alimentation intelligente combinée au Bain dérivatif est capable, le plus souvent, d'en venir à bout, à condition

---

1. Voir chapitre 3, « Pratique du Bain dérivatif ».

de faire chaque jour le nécessaire. On voit ici encore l'importance de l'utilisation des poches de gel tellement commode !

La surcharge mixte et la surcharge générale

Ce sont les plus courantes. Elles se trouvent devant, dans le dos, sur les côtés. Il faut retenir que tant que le corps est enflé, tant que les graisses sont souples et qu'elles ne forment pas de « peau d'orange », elles sont relativement faciles à éliminer. Lorsqu'elles durcissent et provoquent une inflammation du tissu sous-cutané (cellulite), il faut penser à bien hydrater en buvant de l'eau.

Attention : lorsque nous disons **« boire de l'eau », il ne s'agit pas d'avaler des litres par jour !** Nous entendons par là qu'avant de boire une tisane, un thé, un café, du vin, on commence toujours par se désaltérer avec de l'eau. Le matin au réveil, on boit un bol d'eau chaude sans aucun additif, ni citron ni thé. Si l'on n'a jamais soif, on peut s'obliger à boire quelques verres dans la matinée jusqu'à midi. À partir de midi on ne boit de l'eau que lorsqu'on a soif ou envie de prendre une boisson.

Les massages en **palpé-roulé profond** sont aussi bienvenus, de même la marche et les activités portées comme le vélo et la natation, toujours en douceur.

Une alimentation intelligente permettant de fabriquer des graisses fluides accompagnée de Bains dérivatifs tous les jours viendra à bout de ce problème. Mais il faut de la patience. Cette patience sera récompensée non seulement par la perte des surplus, mais surtout par le fait que, contrairement à tous les régimes, notre technique permet au corps de se rétracter peu à peu au lieu de se trouver avec des lambeaux de peau vide ! Le corps mieux nourri et réactivé se resserre, se raffermit. C'est lent mais très efficace.

Trop gros ou trop maigre, les surcharges existent. Les surcharges sont capables d'entraîner la maigreur par étouffement des tissus et malnutrition de ces derniers. Les personnes trop maigres qui ont de la cellulite le savent bien. Le corps n'arrive plus à assimiler. Elles ont besoin de commencer par éliminer ces mauvaises graisses avant de prendre du poids. Nous verrons ce cas au chapitre « Poids et volume ».

Pourquoi éliminer ces surcharges, ne peut-on vivre avec ?

Bien sûr que l'on peut vivre avec ces surcharges. Il existe même des défilés de haute couture pour personnes bien surchargées. Les graisses ne tuent pas brutalement ! Leur présence dans notre corps peut être comparée à l'entartrage d'une machine à laver, à l'huile de vidange encrassée d'un moteur de voiture. Le rendement de ces engins est peu à peu diminué, leur longévité raccourcie. Il n'y a pas de centenaires obèses, mais tout le monde n'a pas forcément envie de vivre cent ans ! Les pannes possibles sont variées. Dans notre organisme ces surcharges sont à l'origine de toutes sortes d'inconvénients que nous avons pris l'habitude d'attribuer à l'âge, à l'hérédité puisque papa ou maman était pareil au même âge !

Aujourd'hui, dans les villes, nous sommes nombreux à partager le même mode de vie : sédentarité, vêtements semblables, alimentation industrielle, absence de vie sportive. Les mêmes causes produisent les mêmes effets et c'est ainsi que l'on peut voir des personnes de trente ans à peine monter avec difficulté les escaliers, persuadées que « c'est l'âge » qui leur rend la vie plus difficile.

Parmi les nuisances de la stagnation des surcharges, il faut souligner les éliminations anarchiques organisées par le corps. Un organisme en bon état de fonctionnement expulse les déchets par l'intestin, la vessie, la peau (transpiration), les poumons (expiration). Rien ne doit « couler » par le nez (rhumes), la bouche (besoin de cracher), le vagin (pertes autres que des règles de bonne qualité ou lubrification normale), les oreilles (excès de cérumen) ou les yeux (croûtes ou larmoiements). La peau ne doit pas porter d'acné ou de boutons ni éruptions diverses ou d'allergies. On ne doit pas avoir à tousser ni à se moucher, sauf cas d'inhalations brusques de fumées ou de poussières.

Il est certain que lorsque l'on vient de passer six mois sur les océans, comme ce fut bien souvent mon cas, une journée passée dans une grande ville suffit à vous faire tousser et cracher. En revanche, ce qui est absorbé à petites doses tout au long de l'année par la bouche, le nez, la peau, doit pouvoir être éliminé chaque jour par les voies naturelles prévues à cet effet. Il semble que lorsque l'intestin et le fascia fonctionnent correctement, il en est ainsi. Mais si ces deux éléments ne sont plus motiles, ne se contractent plus, ne vibrent plus, les déchets sortent comme ils le peuvent, où ils le peuvent.

Il arrive même que l'on crée artificiellement des émonctoires. C'est le cas de ce que l'on nomme abcès de fixation ou de dérivation.

Au temps où les papes d'Avignon étaient trop gourmands et trop gros, leur cœur enrobé de gras était en danger. Pour les faire maigrir plus vite, certains médecins de l'époque provoquaient des abcès en pratiquant une petite incision à la cuisse dans laquelle ils introduisaient un pois chiche. La légumineuse fermentait et du pus sortait. On posait alors un drain, espérant ainsi débarrasser le malade trop gros de ses mauvaises « humeurs », autrement dit des liquides « malfaisants » qui étaient supposés envahir son corps. C'était une manière de vider une partie du contenu du fascia. Cela pouvait suppurer des semaines et parfois des mois jusqu'à l'obtention d'un amaigrissement qui soulageait le cœur et divers organes.

On notera tout de même qu'à la même époque, en Allemagne, des moines chrétiens connaissaient et pratiquaient le Bain dérivatif comme nous l'a relaté Henri-Charles Geffroy, fondateur de *La Vie Claire* et auteur de nombreux ouvrages.

Plus proche de nous, nous avons vu en 1996, en France, le cas d'un homme d'une quarantaine d'années, ingénieur de profession, qui souffrait depuis dix ans d'une inflammation des os aux genoux, ce qui devenait très invalidant. Il ne pouvait plus accomplir son travail normalement depuis près de deux ans et souffrait beaucoup. Les antibiotiques n'ayant permis aucun progrès notoire, on lui avait fait, par injection sous-cutanée d'essence de térébenthine, des abcès de fixation afin de localiser l'infection, pour l'empêcher de se déplacer et d'atteindre d'autres régions du corps. Cette action n'apportait rien d'autre aux genoux qui continuaient de se dégrader.

C'est alors que ce monsieur accepta de faire des Bains dérivatifs à raison de deux fois vingt minutes par jour avec de l'eau froide. Il était mince. Au bout de six mois, il fut soulagé de la douleur et les abcès se refermèrent et disparurent. Dans le même temps, il avait eu de très fortes éliminations par les selles et les urines tandis que sa manière de s'alimenter, au demeurant très équilibrée, n'avait pas changé.

Au bout d'un an, non seulement il marchait et courait, mais le sommet de son crâne dégarni se couvrait d'un duvet parsemé de cheveux à la couleur d'origine. Le Bain dérivatif a opéré là un nettoyage interne. Ce monsieur était très heureux des résultats qui le concernaient, il n'a pas abandonné son médecin qui continue de le surveiller et il a pu reprendre son travail avec joie !

On peut donc supposer, au vu des éliminations intempestives et parfois douloureuses faites par le corps, que le dysfonctionnement de notre fascia peut présenter des inconvénients dont nous aurions tout intérêt à nous libérer.

Les éliminations hors circuit organisées par le corps peuvent prendre l'allure d'eczéma, de psoriasis, d'acné ou d'allergies diverses. Le Dr Catherine Kousmine les regarde comme une exubérance du système immunitaire.

Pour conclure sur la correspondance entre l'aspect du visage et nos surcharges et afin de vous assurer que vous êtes objectif, si vous avez décidé de pratiquer régulièrement les Bains dérivatifs, le plus simple est de **faire des**

photos de votre tête prises de face, de dos et des deux profils. **Après six mois** de Bains dérivatifs, vous faites les mêmes clichés et **vous comparez**. C'est le plus sûr moyen de constater vous-même le travail du Bain dérivatif. Vous ne trouverez pas dans ces pages de clichés comparatifs « avant » et « après ». Il est trop facile de travailler à sa guise de tels documents aujourd'hui pour qu'ils soient crédibles. En revanche, vous pouvez les faire sur vous et votre entourage, il ne s'y trompera pas et vous non plus, ce qui est le plus important !

CHAPITRE 3

Pratique du Bain dérivatif

Les deux éléments constitutifs de cette pratique : la friction et la fraîcheur

Une pratique devenue nécessaire avec la sédentarisation et le vêtement

Comme il a été vu précédemment, l'homme originel, tel que nous pouvons l'imaginer au regard des dernières découvertes de la génétique, était un être tropical. Il ne cultivait pas et n'avait guère d'occasions de chasser puisque, sous les tropiques, la nature abondait en fruits, graines, fleurs, germes de plantes, feuilles, racines comestibles et de petits animaux, insectes, escargots, larves : vous êtes-vous déjà régalé des larves d'un nid de guêpes[1] ? C'est au moins aussi fin que le caviar ou les huîtres ! Les aliments étaient consommés crus. Ces hommes et ces femmes vivaient nus et marchaient beaucoup tous les jours à la recherche d'aliments, de nou-

---

1. Enfant, en Polynésie, mon pays d'origine comme celui de ma famille maternelle, rapporter un nid de guêpes à la maison, c'était la fête !

veaux lieux à découvrir, de compagnes ou de compagnons, de lieux où s'abriter des intempéries et des prédateurs. La marche apportait automatiquement une friction naturelle dans la partie basse des plis de l'aine. La sueur glissait librement le long du corps jusqu'à ces mêmes plis et humidifiait le sexe et le périnée. Aucun morceau d'étoffe ne venait l'absorber. Elle s'évaporait donc, produisant de la fraîcheur. Il n'y avait donc pas de raison, en dehors d'une propreté élémentaire, d'aller se rafraîchir particulièrement cette région du corps à la rivière, sauf si, par malchance, on avait de la fièvre.

En Papouasie-Nouvelle-Guinée, Le Dr David Taunao, qui était en 1979 médecin chef de l'hôpital de Rabaul[1] et qui a fait quatre années d'études à Sydney, quatre en Grande-Bretagne et un long stage en médecine tropicale en France, connaissait très bien le Bain dérivatif. En 1979[2], sa grand-mère vivait encore dans un village traditionnel où tout le monde vivait nu. Cette dame était la guérisseuse du village. Le Dr Taunao me racontait que, lorsque quelqu'un avait une crise de paludisme s'accompagnant de fièvres très élevées qui tuaient, sa grand-mère le conduisait dans un lieu sans habitations, de l'autre côté de la rivière. Là, elle soumettait le malade à une monodiète de cresson qui poussait au pied d'une grotte et d'une source claire. Chaque fois que la fièvre montait, le malade devait se rafraîchir le sexe et le périnée à l'aide d'une sorte d'éponge faite de bourre de noix

---

1. Le Dr Taunao a ensuite été médecin chef de l'hôpital de Port Moresby, son épouse était sage-femme.
2. J'étais alors à Rabaul seule avec mes enfants, skipper d'un voilier de 15 m que je menais pour quelques mois.

de coco avec de l'eau froide jusqu'à ce que sa température revienne à la normale. La séance pouvait durer une heure et se renouveler au début toutes les heures, puis toutes les deux heures, y compris la nuit, ce qui bien sûr justifiait la présence de la guérisseuse pour l'y aider. Chaque jour la température montait un peu moins et moins souvent et, en une semaine, le sujet était rétabli. Selon le Dr Taunao, il était exceptionnel qu'il y ait une rechute. En général, la maladie ne revenait jamais. Le Dr Taunao précisa que, en tant que médecin formé à la manière occidentale, il n'avait pas le droit d'ordonner de tels traitements, bien qu'il en connaisse tous les effets positifs, car ils ne lui avaient pas été enseignés en médecine : « Si j'ai un seul mort comme ça, je vais en prison et je ferme l'hôpital ! Mais quand nous voyons ici quelqu'un qui sait bien faire avec cette méthode, nous le laissons car nous savons qu'elle est excellente. »

Il est assez dommage que l'on ne s'intéresse pas plus à ces techniques anciennes, d'autant qu'en Europe, même en milieu hospitalier, on n'hésite pas à utiliser des moyens très archaïques et plus compliqués, si cela est nécessaire, pour faire baisser la température des bébés et des enfants : on les plonge dans des bains rafraîchissants à la température rigoureusement contrôlée ou on fait des enveloppements dans des étoffes mouillées, ce qui est bien plus compliqué à réaliser qu'un Bain dérivatif !

À ce sujet, une dame vivant à la campagne dans le sud-est de la France me raconta en 2002 que son bébé de six mois avait eu une forte fièvre. Ayant appelé le médecin, celui-ci lui conseilla par téléphone des suppositoires qui furent sans effet. Elle rappela le médecin qui se trouvait à une heure de chez elle. Le médecin lui conseilla alors de vider immédiatement un bac de glaçons dans une poche en plastique, de l'envelopper dans une serviette de toilette et de plaquer ce pansement refroidissant entre les cuisses de son bébé, sur le périnée et le sexe en prenant soin de bien tenir le reste du corps du bébé au chaud. Lorsque le médecin arriva, la fièvre avait disparu. C'est alors que la dame dit au médecin : « Mais c'est tout simplement un Bain dérivatif que vous m'avez fait faire là ! » Le médecin bougonna et nia en répondant seulement : « Non ! Non ! » et passa à autre chose. Comprendra qui pourra !

La revue *Ça m'intéresse* d'octobre 2003 déjà citée, dans l'article sur la canicule, conseille entre autres, pour faire descendre la température des personnes en hyperthermie, de leur mettre une poche de glace dans les plis de l'aine...

Quant à moi, en 1949, lorsque j'avais sept ans, j'ai eu ce que le médecin, à Tahiti, pensait être une crise d'appendicite. À cette époque, il n'y avait pas de climatisation à l'hôpital, peu d'antibiotiques et se faire opérer revenait à préparer son cercueil. J'avais de terribles douleurs caractéristiques et de la fièvre. Le médecin ordonna que l'on me maintienne jour et nuit une vessie de glace sur le plus bas du ventre et le sexe. Je me souviens très bien de cette poche de caoutchouc rose fermée d'un large bouchon d'aluminium vissé sur le dessus. Mes parents pilaient la glace faite à partir d'eau de mer (la glace salée est plus froide et tient plus longtemps) et remplissaient la poche rose. Après quelques jours de ce traitement et de jeûne hydrique, j'allais très bien. Soixante ans plus tard dont vingt-deux ans de navigation autour du monde, j'ai toujours mon appendice ! Comme vous pouvez le constater, je n'ai jamais oublié la vessie rose ! C'est pourquoi aujourd'hui, nous avons la poche de gel, tellement plus commode !

Plus proche de nous, les mammifères qui nous entourent, chats et chiens, se rafraîchissent la région du périnée par l'évaporation de leur propre salive (c'est pourquoi ils se lèchent !) et n'hésitent pas, dans la nature, à aller s'asseoir dans des flaques froides pour les chiens, sur des zones froides pour les chats.

Ces quelques exemples nous montrent la prééminence de la fraîcheur dans l'action du Bain dérivatif. La friction joue certainement un rôle, mais pour faire tomber la température par exemple, on peut s'en passer. Nous verrons même que les personnes paralysées, qui ne marchent pas, qui ne peuvent sentir le froid dans cette partie du corps, mais contrôlent à la main la température des poches de gel, tirent de grands bénéfices de ces dernières. Voilà pourquoi la pratique du Bain dérivatif s'est transformée, adaptée à notre vie actuelle, et ce n'est pas fini ! Un jour nous aurons des sièges d'école et de travail ou des vêtements qui nous permettront de retrouver à longueur de journée la fraîcheur dont tous les mammifères (dont nous faisons partie !) ont besoin ! Déjà depuis huit ans, un couturier de Seattle (États-Unis) fabrique et vend des kilts de travail pour les travailleurs des chantiers. Ces kilts sont de couleur kaki ou style tenue de camouflage, munis de poches pour y mettre marteau, tournevis, etc. Ils sont dotés d'une bande sous-cutale[1] de « sécurité » nommée *modesty-*

---

[1]. Terme utilisé pour les vêtements de plongée sous-marine.

snap qui évite à la jupe de se relever intempestivement. Ce kilt est porté sans sous-vêtements bien évidemment ! Il évite aux hommes qui travaillent sur les chantiers d'avoir le sexe maintenu trop au chaud durant leur travail, la chaleur ici étant un facteur important de stérilité. On trouve ces kilts sur Internet.

Nous ne prétendons pas que la friction est inutile, loin de là. Nous conseillons même de marcher le plus possible puisque cette friction est parfaite durant la marche. Mais la plupart d'entre nous marchent pour faire leurs courses, durant leurs activités professionnelles, pour s'occuper de leurs enfants, pour les diverses occupations domestiques, etc. Il est certain que plus nous marchons chaque jour, mieux nous nous portons. C'est pourquoi nous recommandons d'essayer de marcher d'un bon pas au moins une demi-heure par jour, en particulier aux personnes qui passent du lit au fauteuil, du fauteuil à l'ascenseur et à la voiture et qui se font livrer leurs courses par Internet !

Il n'empêche que **ce qui nous manque le plus c'est la fraîcheur !**

Comment faire un Bain dérivatif?

La méthode avec l'eau

Le matériel
− Un bidet ou, à défaut, un bidet portable [1], qui s'encastre dans la cuvette des toilettes, ou un seau solide à larges bords, une cuvette solide et une petite planche qui servira de siège.
− Un gant de toilette, un carré de tissu éponge ou une éponge.
− Une serpillière pour les gouttes d'eau qui peuvent tomber autour.
− De l'eau: du robinet, de mer, de source, d'une rivière, d'un lac... la plus propre et facile d'accès et la moins chère selon les possibilités offertes sur place!

La tenue
− Dans les pays tempérés ou froids, **le corps** est **bien couvert**, protégé du froid. La pièce est chauffée. Les fesses sont dénudées, les jambes nues peuvent être protégées d'un plaid. Les **pieds** sont bien **au chaud** (chaussettes, chaussons), pas de pieds nus sur carrelage froid.
− Dans les pays chauds, la tenue habituelle sans prendre froid si on a de la température.

---

1. En magasins spécialisés dans le matériel médical grand public.

L'installation

– Mettre de **l'eau fraîche** mais pas glacée (elle ne doit pas geler les doigts !) **dans le bidet ou la cuvette**. Il vaut mieux commencer avec de l'eau tiède et rajouter de l'eau froide au fur et à mesure du bain.

– Poser la planchette en travers du seau, de la cuvette et, si nécessaire, du bidet.

La position

– On s'assied de manière confortable, le périnée et le sexe **au-dessus** de l'eau, les jambes légèrement écartées.

– Les fesses ne doivent pas toucher l'eau.

Le geste

– On plonge le gant de toilette (ou l'éponge) dans l'eau froide. On le place sensiblement au niveau de l'anus sur le périnée et on le fait glisser sur le périnée en remontant par exemple sur le côté droit dans le pli de l'aine jusqu'à la hauteur de l'os du pubis (de la racine du pénis) et on redescend par le même chemin.

– On plonge de nouveau le gant de toilette dans l'eau. On recommence la même chose de l'autre côté.

– On n'essore jamais le gant de toilette pendant le Bain dérivatif.

– On procède ainsi de suite sans discontinuer pendant 10, 15, 20, 40 minutes, selon ses besoins. Nous reparlerons plus loin de la durée.

L'hygiène
– Le bidet, le gant de toilette ou l'éponge, la planche sur laquelle on s'assied, la cuvette, doivent absolument faire l'objet d'une hygiène parfaite. On les savonne chaque jour, on **change le gant de toilette régulièrement**. Le mieux est d'en changer chaque jour.

– Le corps doit lui aussi être maintenu très propre : on ne m'appelle pas pour me demander si on doit se laver avant ou après ! Bien évidemment, c'est avant !

La méthode poche de gel

Le matériel
– Quatre poches de gel de bonne qualité. Le gel qu'elles contiennent ne doit pas comporter de paraben ni d'autres produits toxiques car celles qui sont simplement faites d'une enveloppe de plastique peuvent se percer à la longue. Il existe de telles poches de gel vendues en pharmacie pour les contusions. Elles ne sont pas prévues pour le Bain dérivatif mais certaines personnes les utilisent. Mieux, vous pouvez vous procurer des poches de gel en tissu, ergonomiques et donc adaptées à cette partie du corps, faites pour les hommes et les femmes, utilisables par les bébés et les enfants. Le gel de ces poches s'apparente à un sérum physiologique. Elles ont une double enveloppe de plastique et une valve de décompression à 300 kilos. Elles sont recouvertes d'un tissu. Elles sont lavables à 40 degrés centigrades [1].

---

1. www.yokool.fr

– Un rouleau de papier essuie-tout[1] ou, mieux, quatre petites housses de coton[2].

La tenue
– Votre tenue habituelle, chez vous ou au travail.
– Un slip de bonne tenue. Le string ne convient pas, la poche de gel glisserait ! Mais il est possible de placer la poche de gel entre un string et un slip que l'on ôtera le moment venu !

Le geste
– Mettre les quatre poches de gel au congélateur ou au freezer. Les laisser deux heures au moins[3]. Au bout de deux heures, sortir une poche de gel. Si par hasard elle a durci, la laisser se déglacer 5 à 10 minutes. **Normalement** elle ne durcit pas, **elle reste souple**.
– Envelopper la poche de gel d'une feuille de papier essuie-tout ou la glisser dans la petite housse de coton : la fraîcheur ressentie doit absolument être **DOUCE**.
– Placer la poche de gel, la partie large[4] vers l'avant, au fond du slip, confortablement, **sans se poser de questions inutiles** sur les plis de l'aine ou les régions rafraî-

---

1. Ou des mouchoirs en papier ou des serviettes de table non colorées en papier.
2. On peut en confectionner soi-même ou en trouver sur www.yokool.fr
3. On peut les garder en permanence au congélateur, ce qui est leur place normale pour être toujours prêtes à servir.
4. Pour ce qui concerne les poches de gel yokool.

chies. La poche de gel ne sert qu'à la fraîcheur, pas à la friction ! On la pose très simplement au fond du slip comme une couche de bébé, que l'on soit homme ou femme.

– **Attention :** la poche de gel doit toujours être enveloppée de telle sorte qu'elle diffuse une **DOUCE fraîcheur**. Elle ne doit pas vous geler ! Elle doit donner une fraîcheur agréable, confortable. Elle ne doit pas faire rougir la peau ! Si nécessaire, enveloppez-la mieux !

– Garder la poche de gel aussi longtemps que l'on sent positivement la fraîcheur.

– Dès que l'on ne sent plus le froid (la poche de gel, elle, est encore froide), ôter la poche de gel et la remplacer par une autre qui sort du congélateur et ainsi de suite.

– Il est possible aussi, au lieu de mettre la poche de gel dans son slip, de s'asseoir dessus en regardant un film à la télé ou en travaillant devant son ordinateur. Il existe même un dessus de siège isotherme dans lequel on glisse une grande poche de gel [1] qui permet de travailler tranquillement assis sur sa poche de gel en toute discrétion.

L'hygiène

– Dans le congélateur ou le freezer, isoler les poches de gel dans une poche en plastique que vous changez régulièrement ou, plus simplement, consacrez une

---

1. Ucansit de Vivakool : www.yokool.fr

boîte[1] fermée à cet usage. Lavez la boîte toutes les semaines à l'eau savonneuse.

– Lavez la poche de gel au moins une fois par semaine et surtout à chaque fois que votre corps a humidifié même d'une simple goutte votre poche de gel, au travers de la feuille de protection ou au travers de la petite housse de tissu. Le plus simple est de la laver à la main avec un savon bio. Vous l'essuyez et la laissez bien sécher avant de la remettre au congélateur. Sinon elle formerait de la glace à la surface, et, pour les poches en tissu, fragiliserait le tissu.

– Sachez que le congélateur n'est pas désinfectant, il ne tue pas les microbes : il les maintient en hibernation, ce qui leur permet de se développer dix fois plus à la sortie du froid ! Soyez donc rigoureux avec l'hygiène ! N'oubliez pas que la région du périnée est un lieu chaud et humide capable de se transformer en joyeux bain de culture pour les germes ! Raison de plus pour penser à la rafraîchir ! Pour ma part, je consacre un tiroir de congélateur exclusivement aux poches de gel.

– La poche de gel est personnelle, elle ne se prête pas, en tout cas pas entre parents et enfants ! Elle se place dans une région trop intime et sensible pour être échangée et il n'est pas hygiénique (pour les microbes, comme pour des raisons psychologiques) de se la prêter.

– Bien entendu, on maintient son corps très propre !

---

1. Pour ceux qui utilisent les poches de gel yokool, il est possible de se procurer des boîtes au bon format sur www.yokool.fr

Quelques questions à propos des deux techniques

Par commodité, nous **désignerons souvent** le Bain dérivatif par ses initiales **Bd.**

Quelles différences y a-t-il entre Bain dérivatif et Bain de siège ?

Les deux techniques sont très intéressantes mais ne font absolument pas le même travail sur le corps.

– **Le Bain de siège** consiste à s'asseoir dans une bassine pleine d'eau très froide. Le corps est nu, l'eau arrive au nombril, les fesses sont dans l'eau. Cela peut se faire après la douche ou après un bain quand on est encore mouillé et nu. Le fascia se contracte, on a la chair de poule. Le fascia contracté appuie sur les vaisseaux sanguins et sur les canaux lymphatiques, activant ainsi la circulation sanguine et lymphatique, purgeant les organes. On sent une bonne chaleur interne très agréable. C'est un exercice excellent. Conclusion : **le Bain de siège, en crispant le fascia, fait circuler à grande vitesse le sang et la lymphe**.

– **Le Bain dérivatif** consiste à ne mouiller ou rafraîchir que le périnée et le sexe, le reste du corps étant au sec et bien au chaud. Le fascia se détend complètement et se met à vibrer lentement faisant circuler les graisses. La température interne descend légèrement et on a une sensation de chaleur externe très agréable. Conclusion : **le Bain dérivatif, en détendant le fascia, fait circuler les graisses**.

– **Moralité** : ne jamais faire un Bain de siège suivi d'un Bain dérivatif (et réciproquement). Laisser passer au moins **deux ou trois heures entre les deux** techniques !

Y a-t-il des contre-indications ?

Oui : si vous sortez d'une opération où l'on vous a posé du matériel : stens, pacemaker, broche, vis, implants dentaire ou mammaire, hamac pelvien, mais aussi botox – à plus forte raison si on vous a fait une greffe d'organe ou de cornée –, ne faites pas de Bd avec de l'eau pendant au moins six mois. Dès que vous êtes capable de marcher d'un bon pas une demi-heure, vous pouvez utiliser la poche de gel qui doit toujours être enveloppée de telle sorte qu'elle diffuse **une DOUCE fraîcheur** comme cela est écrit plus haut. Le Bd n'est pas plus dangereux que de se promener les fesses au frais, encore faut-il être capable de se promener !

La seconde contre-indication est le cas d'une personne qui est en train de finir sa vie atteinte d'une maladie grave. N'essayez pas de sauver à tout prix quelqu'un qui est en phase finale d'un cancer ou du sida. Vous la fatigueriez inutilement, elle n'en tirerait aucun profit.

Je suis trop frileux (ou trop frileuse), puis-je faire des Bd ?

Oui, et c'est même recommandé. Vous manquez de toute évidence de graisses fluides sous la peau. Votre système de régulation thermique ne fonctionne pas bien. Mettez-vous au lit sous deux couettes avec une poche de gel froide dans le slip et trois bouillottes chaudes dont une sur le foie. Vous mettez les deux autres là où cela vous est le plus agréable, mais pas sur des varices. Attention, ne vous endormez pas avec la poche de gel car elle se réchaufferait !

Répétez cette expérience plusieurs jours d'affilée jusqu'au moment où vous trouverez la poche de gel agréable en dehors de votre lit ! Parallèlement, vous avez intérêt à rectifier votre alimentation !

À quelle température doit être l'eau ?

Il est impossible de donner une réponse unique à cette question. Tout se joue sur **votre perception** du froid **à un moment donné**. Si vous êtes fatigué, vous éprouverez le besoin d'une eau pas trop froide tandis que si vous êtes en pleine forme, vous rechercherez la fraîcheur ! En hiver, l'eau du robinet est souvent glacée, il faut y ajouter un peu d'eau chaude. En été ou sous les tropiques, lorsque la température ambiante est de 30 degrés, une eau à 20 degrés paraît froide ! Donc il n'y a que vous qui êtes à même de juger de la bonne température de l'eau. Dans tous les cas, elle ne doit jamais vous glacer les doigts !

Faut-il avoir très chaud pendant le Bd ?

Il faut être au chaud, ne pas être obligé de lutter contre le froid. Certaines personnes auront parfois intérêt à mettre un pull de plus. Dans les pays chauds, il est en général inutile de se couvrir spécialement. Il ne faut pas que le Bain dérivatif vous donne froid.

Pourquoi éviter les frissons ?
Le froid crispe les fascias et bloque les graisses, ce qui est le contraire de ce que l'on veut obtenir !

Peut-on se réchauffer ensuite ?
Il est toujours très intéressant de se réchauffer après un Bain dérivatif, surtout si on le fait avec de l'eau ou si l'on est fatigué ou malade. Le plus simple est alors de se mettre au lit une demi-heure avec une bouillotte chaude sur le foie. Mais on peut aussi se réchauffer dans un bain chaud, un sauna, un hammam, en prenant un bain de soleil doux (pas la grillade imbécile du mois d'août !) !

Peut-on prendre une douche ou un bain chaud avant ou après le Bd ?
Oui, car la chaleur sur l'ensemble du corps renforce les effets du Bain dérivatif en détendant le fascia, ce qui l'aide à vibrer. Hippocrate expliquait déjà en son temps que lorsque l'on plonge le corps dans l'eau froide, on réchauffe l'intérieur. Quand on le plonge dans l'eau chaude, on refroidit l'intérieur.

Peut-on faire un sauna ou un hammam avant ou après ?
Oui, car la chaleur renforce les effets du Bain dérivatif et l'alternance Bain dérivatif sauna ou hammam fait beaucoup de bien, donne énormément d'énergie ou permet de dormir profondément selon le moment de la journée.

Peut-on prendre un bain de soleil avant ou après ?

Il est recommandé de faire des Bains dérivatifs (mettre des poches de gel!) avant et après un bain de soleil! Cela évite les allergies au soleil, évite le coup de fatigue qui suit les premières expositions et permet au corps de profiter encore mieux des bienfaits du soleil. Cela évite la montée en température de l'épiderme, ce qui est préjudiciable à la peau. Tandis que le soleil reçu sur la peau sans montée de température de celle-ci répare le collagène [1].

Doit-on respecter un temps avant ou après les repas ?

– Si vous faites le Bain dérivatif avec de l'eau, laissez passer une demi-heure avant de manger. Après le repas, attendez une heure et demie avant de faire un Bain dérivatif avec de l'eau.

– Si vous utilisez des poches de gel, vous pouvez en mettre juste avant le repas, pendant le repas et en sortant de table **SI** vous en avez mis pendant le repas.

– **Attention** : si vous n'avez pas mis de poche de gel pendant le repas, vous devez attendre au moins une heure après le repas pour remettre une poche de gel. En effet, si vous mettez une poche de gel en mangeant, le cerveau prend en compte la fraîcheur et envoie plus de chaleur pour la digestion. Si vous n'avez pas mis de poche de gel en mangeant, le fait d'en mettre une en sortant de table serait désagréable pour la digestion qui manquerait de chaleur et vous pourriez avoir envie de vomir!

---

1. Revue *Ça m'intéresse*, février 2008.

Peut-on prendre ses repas avec la poche de gel ?
Oui bien sûr, de même que l'on peut manger un sandwich en marchant tout nu en été !

Peut-on mettre une poche de gel en sortant de table ?
– Oui, si on en a mis une pendant le repas.
– Non, si on n'en a pas mis pendant le repas : il faut alors attendre au moins une heure. Sinon, vous coupez la chaleur de la digestion et vous pouvez avoir la nausée.

À partir de quel âge peut-on faire des Bd ?
Dès la naissance. On peut mettre une poche de gel TRÈS BIEN enveloppée dans la couche d'un bébé : s'il est énervé, agité, s'il est constipé, s'il a mal au ventre, s'il a mal aux gencives lors de la dentition [1], s'il a un peu de fièvre. (Ce qui n'empêche pas de voir le médecin bien sûr !) Il existe des maternités qui connaissent le Bain dérivatif pour les bébés et les mamans.

Les bébés et les enfants
On peut faire des Bains dérivatifs aux bébés et aux petits enfants. Le plus simple est de glisser une poche de gel bien enveloppée de deux ou trois épaisseurs de papier essuie-tout dans la couche. C'est un moyen simple pour faire descendre une température élevée,

---

1. Dentition, c'est-à-dire pousse des dents.

pour débloquer une constipation, pour calmer un bébé ou un enfant très énervé, pour calmer les douleurs de la dentition lors des premières dents. Très utile aussi en cas de rhume, angine, otite (soulage bien des douleurs), en cas de diarrhée (à montrer au médecin).

Avec de l'eau
– Placer une serviette de toilette pliée en deux sous les fesses du bébé qui risque de faire pipi.
– Vérifier que le bébé est bien couvert et que la pièce est assez chaude.
– Dans un petit récipient (cuvette, casserole), mettre un peu d'eau froide **NON glacée**.
– Plonger un gant de toilette dans l'eau, essorer légèrement le gant de toilette.
– Poser le gant de toilette sur le sexe et l'entrejambe du bébé dix secondes.
– Recommencer à tremper le gant de toilette et ainsi de suite durant 3, 5, 7, 10 minutes selon l'âge du bébé et selon la raison pour laquelle on fait le Bd. Un peu de réflexion et de bon sens liés au sens très pratique et à l'instinct des mamans suffisent pour faire les Bd correctement.

Avec la poche de gel
– Envelopper une poche de gel froide dans deux ou trois épaisseurs de mouchoirs en papier très doux ou dans une pochette de tissu molletonné que vous aurez confectionnée. Installer la poche de gel au fond de la couche de manière qu'elle se trouve entre les cuisses

du bébé. **Assurez-vous bien que ce n'est pas trop froid.** Laissez la poche de gel une demi-heure. Otez délicatement la poche de gel, **ne la laissez pas jusqu'au change suivant** car elle se réchaufferait, ce qui est le contraire de ce que nous cherchons !

Comment faire avec les jeunes enfants ?
Lorsqu'un bébé ne porte plus de couches, il devient un jeune enfant. Le respect que nous devons à son corps nous porte à dire que nous n'avons pas à mettre quoi que ce soit dans son slip. Le plus simple est alors que l'enfant s'assoie sur la poche de gel pendant qu'il écoute une histoire ou regarde un petit film. Lorsque plus grand il va à l'école, les occasions sont plus fréquentes de s'asseoir sur une poche de gel, par exemple en faisant ses devoirs le soir. Nous conseillons de confectionner un dessus de chaise de couleur discrète munie, en dessous, d'une poche dans laquelle peut être glissée la poche de gel. Bien sûr, si l'enfant sait comment vous faites et veut vous imiter, il n'y a aucun problème ! Et n'oublions pas que chacun doit être le seul propriétaire de sa poche de gel. On n'utilise pas la poche de gel de papa ou de maman !

Les adolescents
Les enfants plus grands et les adolescents peuvent faire des Bains dérivatifs en s'asseyant tout simplement sur la poche de gel protégée d'une serviette de toilette ou à l'aide du dessus de siège Ucansit. Nous n'avons pas à imposer quoi que ce soit dans le slip de nos enfants. Il est très important de respecter leur corps et leur pudeur.

Mais si ces enfants ont envie de mettre les poches de gel comme les adultes, du moment qu'il s'agit de leur initiative, il n'y a aucun problème. Il importe aussi qu'ils aient leurs propres poches de gel, qu'aucune confusion ne soit possible (on peut les marquer des initiales de chacun) entre parents et enfants, ceci pour des raisons d'hygiène et de respect mutuel élémentaire. Le plus simple pour eux est de les poser sur leur siège lorsqu'ils font leurs devoirs, regardent un film ou jouent tranquillement. S'ils vont sur Internet, ils trouveront des forums fréquentés par d'autres ados qui échangent sur le Bd ! N'essayez pas de les obliger à faire des Bd, ils ont besoin de comprendre ce qu'ils font et l'information passera plus sûrement par les copains que par les parents, ou encore à la lecture « par hasard » d'un livre. Moins on s'en mêle et mieux c'est.

Est-ce la même méthode pour les hommes et les femmes ?

C'est exactement pareil pour les hommes et les femmes tout comme la respiration, la digestion, la circulation du sang sont pareilles pour les hommes et les femmes !

Mes testicules rétrécissent, est-ce dangereux ?

Non, c'est naturel, le froid fait toujours rétrécir ! Mais n'ayez crainte, non seulement ils retrouveront leur volume normal, mais « ils n'en seront que plus efficaces »[1] !

---

1. *Cf.* du même auteur, *Bains dérivatifs et poche de gel*, Éditions Demeter, 2006.

Faut-il y croire ?

Non ! Vous pouvez ne pas y croire du tout, la FOI n'est pas nécessaire pour avoir des résultats ! Ce n'est pas difficile à faire, pas dangereux, essayez et vous verrez bien vous-mêmes ! On ne peut mieux vous conseiller !

Cela fonctionne-t-il sur tout le monde ?

Cela fonctionne sur toutes les personnes qui se donnent la peine de les pratiquer, et d'autant mieux que l'on fait l'effort de s'alimenter correctement, de bien mastiquer, mieux encore lorsque l'on adopte une hygiène de vie saine sans tabac ni produits chimiques.

Quelle durée, quelle fréquence ?

Durée et fréquence dépendent de chacun, le Bd ne se compte pas en comprimés par kilo de poids ! Mais il est utile d'avoir une base de fonctionnement pour commencer ! Dans le premier livre [1] écrit en 1994, je conseillais 10 à 20 minutes par jour. Je m'étais fondée pour cela sur les personnes que j'avais eues autour de moi durant plus de trente ans, des navigateurs tourdumondistes à la voile comme moi, autrement dit des personnes plutôt actives, ce dont je n'avais aucune conscience alors puisque c'était ma vie de tous les jours. Entre navigateurs, nous n'avions pas l'habitude de nous considérer comme de grands sportifs ! Nous nous sentions très

---

1. Du même auteur, *Les Bains dérivatifs*, *op. cit.*, p. 13.

ordinaires! C'est pourquoi j'ai dû ensuite revoir les «doses» conseillées en matière de Bd! Il est sûr que certaines personnes ont besoin, au début, d'au moins trois heures de Bd avec de l'eau chaque jour, très difficile à réaliser! Voilà qui permet de comprendre tout l'intérêt de la poche de gel! Car rien n'est plus simple que de mettre la poche de gel plusieurs heures par jour, ne serait-ce que le matin avant de partir travailler et dès que l'on rentre chez soi le soir jusqu'au moment du coucher. Les jours où l'on reste chez soi, on peut en mettre toute la journée.

Nous dirons donc que pour un adulte, en moyenne, s'il n'y a pas de problème grave, trois heures de poche de gel ou deux fois une demi-heure avec de l'eau sont un minimum. Peut-être direz-vous: «On ne va tout de même pas passer sa vie avec des poches de gel!» Vous avez raison. Pourtant, **ce qui n'est pas naturel**, ce n'est pas vraiment la poche de gel. **C'est d'avoir des vêtements et une activité qui maintiennent en permanence le périnée et le ventre au chaud!** Personne n'est à même d'établir pour vous, pour votre corps et selon les jours, si vous êtes en forme ou malade, personne ne peut vous dire quelle est l'équivalence entre un Bain dérivatif avec l'eau et la poche de gel. Vous sentirez très vite tout seul et selon les circonstances ce dont vous avez besoin à un moment donné. Vous pratiquerez l'un ou l'autre, mais l'un comme l'autre donnent de très bons résultats. Les temps d'utilisation de la poche de gel sont plus longs que la cuvette, mais on peut les mettre en prenant ses repas, en travaillant, en regardant la télé, dans ses déplacements en voiture. C'est à vous d'essayer, de sentir, de comprendre dans votre corps, et tout le monde peut y arriver. Il faut en général quelques semaines pour bien cerner ses besoins en la matière.

Le bidet est-il mieux ou pareil que la poche de gel ?
Je pense que le bidet est plus brutal. Le Bd sur un bidet peut déclencher des contractions utérines, c'est pourquoi nous le déconseillons aux femmes enceintes. Plus brutal ne signifie pas forcément plus efficace ni meilleur ! À l'époque de Louis Kuhne il y a cent cinquante ans, la vie était plus rude, on vivait « à la dure ». Aujourd'hui les organismes ont besoin de plus de ménagements et de douceur. Il vaut mieux mettre un peu plus de temps mais en douceur.

Par ailleurs, certaines personnes, trop volumineuses, trop maigres, trop petites (les enfants) ne peuvent pas être confortablement installées sur un bidet. Le bidet a disparu en France et dans bien d'autres pays. Et le Bd sur le bidet mobilise beaucoup de temps chaque jour, tout le monde n'a pas ce temps disponible. L'utilisation de cuvettes et de seaux n'est pas très commode non plus. Un jour, une dame a écrasé son seau !

Depuis six ans, nous avons obtenu des résultats identiques à ceux du bidet avec l'utilisation de la poche de gel. Plus facile, elle doit être mise au moins trois heures par jour. Trois heures durant lesquelles on peut faire autre chose. C'est à vous de faire votre choix.

Peut-on avoir des effets désagréables quand on commence les Bd ?

Oui. Il peut apparaître durant quelques jours sous la peau de petits boutons qui forment comme un granulé sous les doigts. On peut avoir des éliminations intestinales plus importantes. Ou bien, c'est plus rare, l'inverse : un afflux de matières dans l'intestin peut constiper si l'on ne boit pas assez d'eau ou lorsque l'alimentation est pauvre en fruits et légumes ou manque de légumineuses.

On peut voir réapparaître certaines douleurs très anciennes durant quelques jours. Tous ces symptômes doivent disparaître en une semaine. S'ils persistent, il faut en parler au médecin : en effet, le Bd peut révéler un problème qui couvait depuis longtemps, le plus souvent parce que l'on n'avait pas répondu aux signaux du corps au moment où il s'était manifesté la première fois.

On peut aussi avoir des expulsions du genre cystite, rhume, maux de gorge. Le mieux est alors d'augmenter les Bd de manière à se débarrasser au plus vite de tous ces effets de nettoyage. Bien entendu, on ne néglige pas la visite chez le médecin qui peut faire faire des analyses qui permettent de s'assurer que les germes dangereux ont bien disparu.

Cela me fatigue, est-ce normal ?

Qu'appelez-vous fatigue ? Si après un Bd vous éprouvez le besoin de vous allonger, ce n'est pas de la fatigue mais un simple et normal besoin de se reposer un moment, car le corps vient de travailler. Si le soir, dans votre lit, vous n'arrivez plus à lire, que vous vous endormez tout de suite, ce n'est pas de la fatigue, c'est tout simplement que vous avez besoin de sommeil, que votre corps a récupéré assez d'énergie pour vous le signifier et vous l'imposer. Mais il est bien possible que votre nuit soit plus courte si vous dormez plus profondément !

Si vous êtes fatigué dans la journée, la cause est ailleurs : soit l'alimentation est mal équilibrée, soit vous devez voir le médecin.

Cela m'empêche de dormir, je deviens insomniaque.

Qu'entendez-vous par là ? Si vous vous réveillez le matin une heure plus tôt mais en bonne forme, c'est que vous avez assez dormi, ce n'est pas de l'insomnie. Levez-vous ! Vous avez tout simplement besoin de moins d'heures de sommeil car votre sommeil est plus profond et plus réparateur, ce qui est courant avec le Bd. Les mères de jeunes enfants apprécient beaucoup ce temps récupéré !

Si vous n'arrivez pas à vous endormir, si vous vous réveillez durant des heures en pleine nuit, surveillez en premier lieu ce que vous absorbez dans la journée : café, thé, peuvent vous maintenir éveillé. Une alimentation lourde avec digestion difficile peut aussi empêcher de dormir. Éventuellement parlez-en au médecin. Sachez aussi que chacun de nous a des besoins de sommeil différents, et que ces besoins varient avec notre mode de vie. Certaines personnes se plaignent de ne pas avoir sommeil alors qu'elles n'ont aucune activité physique dans la journée, ne travaillent pas : le corps et l'esprit ont besoin, comme une batterie d'ordinateur, de travailler beaucoup tous les jours pour pouvoir se recharger profondément dans la nuit! Il y a bien du travail dans tous les domaines sur cette terre, il nous suffit d'ouvrir l'œil et le bon!

Cela me fait grossir, est-ce normal?

Vous avez commencé les Bd et votre balance marque un kilo de plus alors que vous cherchez à maigrir. Le Bd aide à densifier le corps tout en éliminant les mauvaises graisses. Il est donc possible de peser plus lourd au début tout en mincissant. Reportez-vous au chapitre « Poids et volume ».

Peut-on prendre somnifères, tranquillisants ou anxiolytiques avec les Bd?

On peut prendre ce que l'on veut. Mais il faut savoir que tout ce qui vous calme calme aussi le fascia qui a alors plus de difficultés à vibrer. Il faut alors faire plus de Bd.

Je maigris, est-ce normal?

Si vous êtes déjà maigre, c'est, selon Louis Kuhne, que des graisses dures empêchent l'alimentation générale du corps. C'est un peu « injuste » mais c'est ainsi. Vous pouvez alors pallier le problème en ajoutant à votre journée un goûter fait d'un tapioca très épais préparé à l'eau dans lequel vous ajouterez de la purée d'oléagineuses (amandes, noisettes, sésame...) et du miel!

Mon ventre gonfle, est-ce normal ?

Les graisses qui se sont massées à l'intérieur ont besoin de passer sous la peau avant d'être expulsées. Cela ne durera pas, mais c'est un inconvénient qui peut se produire. Le ventre peut aussi gonfler si vous ne mastiquez pas correctement les fruits et les légumes ! Ou si vous consommez trop de produits laitiers. Ou encore si vous terminez votre repas par un dessert sucré.

Cela me constipe.

Buvez un très grand bol d'eau chaude le matin à jeun (pas du thé : de l'eau !) et ajoutez à chacun des repas de midi et du soir une grosse cuiller à soupe bien pleine – mais une seule pas plus ! – d'une légumineuse cuite que vous mastiquez parfaitement : haricots rouges, blancs, mogettes, pois chiches, pois cassés, lentilles, etc.

Une douleur ancienne du bras est revenue, est-ce normal ?

Cela peut arriver et doit passer dans la semaine. Ce sont des sortes de rappels qui se produisent lorsque la région est en train de se nettoyer. Si la douleur persiste, il faut consulter le médecin. Le Bd n'est pas la cause de la douleur, il n'est que le révélateur.

Cela me donne très sommeil, c'est normal ?

Vous n'arrivez plus à lire le soir comme d'habitude ? C'est normal : un corps en bon état de fonctionnement s'endort dès qu'il s'allonge, et en particulier le soir après une journée de travail ! Si vous voulez lire sans piquer du nez, ne lisez pas dans votre lit mais assis. Il est d'ailleurs conseillé aux insomniaques de ne même pas lire dans leur chambre de manière à ce que le cerveau comprenne que la chambre est réservée au repos et au sommeil !

Si vous avez très sommeil durant la journée, peut-être avez-vous besoin de vous allonger vingt minutes à midi, ce qui est normal pour toute personne en bonne santé. Mais si cela va au-delà, voyez le médecin.

Peut-on commencer à quatre-vingt-dix ans ?

On peut commencer avec profit à tout âge surtout si l'on a par ailleurs une bonne hygiène de vie. Mais si votre maman de quatre-vingt-dix ans est déjà bien médicalisée, ne veut rien changer à ses habitudes alimentaires ni à son hygiène de vie, laissez-la tranquille. Une personne de quatre-vingt-dix ans qui veut se mettre aux Bd peut toujours le faire et en tirera bénéfice, mais n'essayez pas de convaincre quelqu'un qui serait trop perturbé par un changement brutal !

Peut-on en faire quand on a pris froid ?

Il est recommandé de faire des Bd quand on a pris froid ! Le mieux est de se mettre au lit avec trois bouillottes chaudes (dont une sur le foie) et une poche de gel fraîche dans son slip.

Le choix de la bouillotte.

Utilisez soit une bouillotte que l'on remplit d'eau chaude, soit des poches spéciales sur lesquelles il suffit d'appuyer pour qu'elles se réchauffent toutes seules. N'utilisez jamais de matériel passé au micro-ondes : sur toutes les notices de micro-ondes, il est écrit que vous devez laisser l'aliment se refroidir dix à quinze minutes. Pourquoi ? Pour ne pas brûler votre appareil digestif ! C'est la raison pour laquelle on a supprimé les micro-ondes dans les maternités. Le lait n'était pas trop chaud ! Les ondes continuent de circuler et de « cuire » tout sur leur passage tant que l'aliment est chaud. Imaginez donc le travail d'une bouillotte chauffée au micro-ondes ! Vous êtes toujours supposés avoir lu correctement la notice !

Peut-on en faire quand on a de la fièvre, quand on est malade ?

Il est recommandé de faire des Bd (la poche de gel étant de loin le plus simple !) quand on a de la fièvre ou quand on est malade. Il faut en faire beaucoup plus que d'habitude, on peut en faire à longueur de journée, cela raccourcit notoirement la durée de la maladie. Cela se vérifie d'ailleurs avec les maladies infantiles telles que la varicelle qui sort très bien et ne démange pas, la rougeole qui sort très bien et guérit plus vite, de même les oreillons.

Peut-on en faire pendant une chimio ou une radiothérapie ?

Nous ne comptons plus le nombre de personnes qui ont vécu leur chimio sans vomir, le plus souvent sans perdre de cheveux grâce à l'aide des Bd, de l'argile et de l'alimentation. Voyez le paragraphe « Chimiothérapie ».

Peut-on en faire après une opération ?

Non, s'il s'agit d'une opération avec **pose de matériel**, cela fait partie des contre-indications. Voyez le paragraphe « Contre-indications ». S'il n'y a pas eu pose de matériel, vous pouvez faire des Bd. Certaines maternités[1] conseillent aux femmes de faire des Bd sur le bidet dès après l'accouchement pour aider à réparer plus vite l'épisiotomie. Après une césarienne, le Bd aide à se rétablir plus rapidement.

Peut-on se prêter la poche de gel entre amis, en famille ?

Ce n'est pas hygiénique ni très délicat. Cela peut dépanner exceptionnellement, mais ce n'est pas une bonne habitude à prendre, tout comme on ne prête pas sa brosse à dents même si elle est très propre !

Peut-on utiliser la poche de gel en hiver ?

Bien sûr, la poche de gel est excellente toute l'année comme le Bd. D'autant que nous vivons dans des maisons et des lieux de travail qui, pour la plupart, sont maintenus à température constante toute l'année et que nos vêtements maintiennent le périnée au chaud.

Cela refroidit ou gèle les fesses.

Votre poche de gel est trop grande, c'est pourquoi il en existe une parfaitement adaptée à cette région du corps.

---

1. Par exemple, Saint-Vincent-de-Paul à Paris.

Peut-on l'utiliser en même temps que l'argile ?

Oui, on peut mettre une poche de gel en même temps que l'on a un cataplasme d'argile sur une partie du corps. Raymond Dextreit[1] écrit que le Bd amplifie les effets de l'argile. Voyez la rubrique «Le choix de la bouillotte».

Peut-on l'utiliser en même temps qu'une bouillotte ou qu'un pack chaud ?

Il est très intéressant d'utiliser ensemble une bouillotte chaude posée sur le foie en même temps que l'on porte une poche de gel dans son slip.

Peut-on faire du vélo ou du sport avec la poche de gel ?

On peut mais pas trop longtemps car elle se réchaufferait vite. Et il faut pouvoir l'ôter dès que l'on ne sent plus le froid. Ce n'est pas idéal !

Peut-on s'endormir avec la poche de gel ?

Non, car elle se réchaufferait et renverrait de la chaleur au corps !

Peut-on faire les Bd pendant les règles ?

C'est à **votre** convenance. Certaines femmes s'en servent pour supprimer les douleurs des règles, d'autres ne supportent pas. À vous de sentir et de choisir.

---

[1]. *L'argile qui guérit*, Raymond Dextreit, Vivre en harmonie, 1976.

Une femme enceinte peut-elle faire des Bd ?

S'il s'agit d'une grossesse naturelle, il y a de nombreux avantages à utiliser la poche de gel. **S'il s'agit d'une FIV** (fécondation in vitro) ou **si le médecin vous a recommandé de ne pas bouger, de ne faire aucun effort, on ne fait pas de Bd.** Voyez aussi le chapitre « Grossesse ».

Peut-on faire des Bd quand on allaite ?

Il est recommandé d'utiliser des poches de gel quand on allaite, cela favorise l'allaitement et aide aussi la maman à « récupérer », à se rendormir plus facilement si elle est réveillée la nuit par son bébé.

Peut-on frotter les plis de l'aine avec la poche de gel ?

La question nous a déjà été posée deux fois... Il est tout de même plus simple de marcher dans la journée et vous risqueriez de vous irriter ! Ce n'est pas d'un grand intérêt.

Peut-on mettre des poches de gel quand on est en fauteuil roulant ?

Oui, et nous avons déjà deux témoignages encourageants de personnes qui dorment mieux, se sentent en meilleure forme, ont des hémorroïdes qui disparaissent tout simplement en mettant des poches de gel toute la journée, changées dès qu'elles ne sont plus froides.

Si je ne mets pas de slip sous ma robe (ou si je porte des caleçons), est-ce que j'ai besoin quand même de faire des Bd ?

Oui, sauf si vous marchez dehors plusieurs heures par jour... comme Martine qui, l'an dernier, a fait avec son compagnon le chemin de Compostelle en grande jupe, sans souffrir des jambes ni des pieds !

Doit-on mettre une poche de gel dans chaque pli de l'aine ?

Non ! La question est souvent posée ! Une seule poche au fond du slip c'est tout !

Combien de temps dure la fraîcheur d'une poche de gel ?

La fraîcheur de la première que vous mettez le matin est sensible de 20 à 30 minutes selon votre état. Mais plus vous en mettez, plus la fraîcheur dure longtemps.

Pourquoi faut-il en avoir au moins quatre ?

Si vous les mettez les unes après les autres, la première vous envoie de la fraîcheur durant environ 30 minutes, la deuxième 35 à 40 minutes, la troisième 5 ou 10 minutes de plus et la quatrième un peu plus, ce qui donne à peu près le temps, soit 2 heures, à la première pour se refroidir et être de nouveau disponible. Or, si vous voulez en faire 3 heures le soir en rentrant chez vous, il vous en faut bien quatre ! De même si vous avez parfois besoin d'en mettre toute la journée ! Certaines personnes très encombrées les réchauffent vite. Elles ont alors avantage à en posséder six.

Quelle est la durée de vie d'une poche de gel?

Nous utilisons les poches de gel spécialement conçues pour le Bd depuis septembre 2006, nous les lavons régulièrement, et, dix-huit mois plus tard, elles ont encore un aspect neuf! Si on en prend soin, elles ne s'abîment pas avant longtemps!

Quelles sont les précautions à prendre pour que la poche de gel dure longtemps?

Les traiter avec soin, ne pas les tordre, ne pas essayer de les ramollir en les écrasant si elles ont durci au congélateur, ne pas les mettre au congélateur après les avoir lavées si elles ne sont pas parfaitement sèches car l'eau, en gelant, pourrait fragiliser les fibres de coton.

Peut-on mettre la poche de gel directement en contact avec le corps?

Non, ce serait trop froid et plus difficile à entretenir car il faudrait les laver après chaque utilisation. Ce serait comme mettre un jean sans slip: il faudrait laver le jean à chaque fois qu'on le met!

Questions de bon sens: nous comprenons fort bien que la simplicité du Bd, la grande variété de ses applications peut dérouter. En effet, dans nos pays, il est devenu difficile d'admettre que ce qui est gratuit, facile, à la portée de tous puisse être efficace. C'est pourtant le cas de l'allaitement maternel que l'on ne remet plus en cause. Sachez tout de même que depuis plus de cent soixante ans de pratique en Europe, si le Bd n'était pas vraiment efficace, on n'en parlerait plus ! Donc avant d'envoyer des courriels ou de téléphoner : lisez bien la totalité du livre que vous avez entre les mains. Si vous n'y trouvez pas la réponse à votre question, réfléchissez : le Bd est aussi simple, pas plus compliqué ni plus dangereux que de marcher plusieurs heures par jour nu sous un vêtement large. Cela nous donnera du temps pour répondre à bien des questions qui demandent un peu de réflexion... D'avance nous vous disons : Merci !

CHAPITRE 4

Afin de mieux appréhender le fonctionnement du Bain dérivatif, il est intéressant de passer en revue les différents effets qu'il produit sur l'organisme. Par commodité, nous les présenterons dans l'ordre alphabétique.

Mise en garde importante

Le Bain dérivatif n'est ni un médicament ni une médecine de quelque sorte que ce soit. Il ne soigne pas, il ne guérit pas. Il aide simplement à rétablir un bon fonctionnement général. Il ne dispense pas de la surveillance médicale. Au contraire, seules des analyses, échographies, IRM, peuvent vous garantir qu'un problème a vraiment disparu. Le Bain dérivatif fait circuler les graisses qui accomplissent diverses fonctions avant d'être rejetées à leur tour par les voies naturelles. Il aide à nettoyer le corps de l'intérieur. En Europe, il a fallu quelques siècles pour comprendre que bien des maux pouvaient être évités en se lavant les mains, les pieds, les dents, les cheveux et le corps. Reste à comprendre qu'il en va de même à l'intérieur.

Le Bain dérivatif, en permettant une bonne circulation des graisses, aide à leur répartition harmonieuse. Il n'est pas en contradiction avec les soins que vous prescrit le médecin. Il ne peut en aucun cas empêcher les médicaments d'agir sur votre organisme. Il ne vous prive pas d'énergie, que ce soit en hiver ou en été, au contraire il vous aide à en retrouver. Il ne remplace pas un acte chirurgical. Mais par le nettoyage interne, il peut soulager en atténuant les crises d'asthme ou d'eczéma, il peut les espacer de plus en plus. Il peut diminuer l'intensité et la fréquence des angines, calmer diverses douleurs, faire disparaître certaines grosseurs (que le médecin doit toujours contrôler). Il peut faire tomber la fièvre, revitaliser les cheveux, supprimer le gonflement des jambes et des chevilles, supprimer la constipation, réguler le poids et le volume. Son efficacité dépend de l'état d'encombrement du corps, de sa vitalité, de la durée et de la fréquence des séances, de leur régularité et de la persévérance de chacun. Cette technique n'est pas dangereuse et ne coûte rien.

Avant d'aborder nos petits maux, il est intéressant de rapprocher une fois encore ces deux compétences archaïques que sont le Bain dérivatif et l'allaitement maternel. L'histoire suivante vous montre clairement la nuance entre ce qui vous fait du bien, peut vous sauver la vie et la science médicale.

En 1936, lorsque mon frère aîné avait quatre ans, il fut victime d'une dysenterie bacillaire, à l'île de la Réunion où étaient alors mes parents. Cette maladie provoquait une hécatombe chez les enfants. Mon frère fut si malade qu'il ne lui restait, sans exagération, que la peau sur les os, il était totalement inerte. Ma mère racontait qu'il ne pesait plus que 4 kilos. Il ne faisait plus que du sang, la déglutition ne se faisait même plus. Pour le déplacer, son petit matelas était posé sur une planche car il était devenu impossible de le prendre dans les bras. Mes parents s'attendaient à le voir mourir d'un instant à l'autre [1] et commençaient à penser au cercueil quand arriva dans l'île un infirmier militaire vietnamien. Il avait sauvé de la terrible maladie ses onze enfants !

Il n'y avait alors sur place ni antibiotiques ni perfusions pour lutter contre la déshydratation.

Cet infirmier demanda à mes parents de trouver immédiatement une femme allaitante qui accepterait de donner le sein à mon frère. Le contact du sein devait, selon lui, déclencher à nouveau la déglutition. Ce qui fut dit fut fait. Dès le premier jour, mes parents purent voir le visage de mon frère s'animer. Jour après jour, ils le virent reprendre des forces, commencer à bouger bras et jambes. Peu à peu, il prenait du poids et l'on pouvait à nouveau le prendre dans les bras. **Le lait maternel sauva mon frère.** De cela aussi je me suis toujours souvenue !

Personne ne songe à dire ici que le lait maternel est un médicament, et aujourd'hui, dans les pays industrialisés, il y a fort à parier qu'aucun infirmier ni médecin « civilisé » n'aurait l'idée de mettre au sein de n'importe quelle femme un enfant de quatre ans atteint

---

1. D'autant plus qu'ils avaient déjà perdu un enfant précédemment, très probablement de la maladie hémolytique (incompatibilité des rhésus) inconnue à cette époque et parfaitement maîtrisée aujourd'hui.

d'une telle maladie[1] ! Le médicament a remplacé, dans ce cas précis, le lait maternel. Cette compétence se perd d'autant mieux que la grande majorité des bébés allaités longtemps par leur mère vivent dans des pays où sévit la malnutrition. On a donc vite fait l'amalgame entre mortalité infantile et allaitement. Malheureusement, ce genre d'amalgame se fait encore aujourd'hui car l'allaitement artificiel fait vivre une bonne partie de notre société ! Doit-on pour autant abandonner cette compétence ? La France reste encore le pays où l'on allaite le moins !

Ensuite, il faut accepter les rythmes de la nature. Partout on vous promet d'arrêter de fumer en trois jours ou de maigrir en une semaine. Souvenez-vous que vous avez accepté de vous laisser aller de nombreuses années. Il faudra donc quelque temps à votre organisme pour se nettoyer en profondeur. Par bonheur des résultats encourageants apparaîtront dès les trois premières semaines, mais ils ne porteront pas nécessairement sur ce qui vous tient le plus à cœur. Vos cheveux ne vont pas pousser dans leur couleur d'origine en trois semaines ! Mais vous aurez d'autres signes, au choix : vous dormirez mieux, vous vous sentirez en meilleure

---

1. Il faut savoir que dans nos maternités, si une femme ne peut momentanément allaiter son enfant, les mamans qui l'entourent n'ont pas le droit d'allaiter ce bébé qui n'est pas le leur, ni même d'offrir leur lait au biberon, même si elles « débordent » de lait : le lait doit obligatoirement passer par un lactarium ! De plus, une femme qui vient d'accoucher ne peut en général pas supporter un tire-lait qui fait trop mal !

forme le matin, vous serez moins irritable, votre constipation disparaîtra, etc.

L'avantage des Bains dérivatifs est qu'ils vous donnent des résultats stables. Votre corps ne jouera pas à l'accordéon (je maigris, je grossis, je maigris...). De plus, ils viendront à bout de problèmes que très peu de gens arrivent à résoudre comme les crises d'eczéma, d'asthme, d'herpès ou les acouphènes. Vous verrez les crises s'accentuer au début puis s'espacer peu à peu jusqu'à des intervalles qui peuvent se compter en années, parfois en vraiment beaucoup d'années !

Les personnes qui pratiquent les Bd tous les jours, toute la vie, sont très rarement malades, elles ne souffrent d'aucunes douleurs, même à quatre-vingts ans. Ceux qui les entourent ont tendance à penser que ces personnes ont tout simplement de la chance, que c'est probablement héréditaire ou génétique. Tout comme lorsque vous ne fumez pas, ne buvez pas trop d'alcool, vous alimentez sainement et bio, personne ne reconnaît autour de vous que vous ne recevez que le prix de vos efforts. En Occident, la tendance est de regarder la maladie comme une fatalité injuste qui frappe au hasard. Il suffit d'entendre encore aujourd'hui ceux qui s'insurgent contre l'interdiction du tabac pour le comprendre. J'ai pour ma part cinq enfants. Lorsque ma fille aînée avait trois ans, elle n'avait jamais connu ni les rhumes, ni la diarrhée, ni les otites, on me disait : « C'est parce que tu vis sur un voilier ! » On me répéta la même chose pour les deux suivantes tout en évoquant l'hérédité polynésienne et la chance. « Mais si tu vivais en ville, à Paris, tu verrais ! », me disait un pédiatre parisien. Il a vu, et il s'est rendu. Mes deux dernières sont nées à Paris, elles ont connu la collectivité plusieurs fois par semaine en halte-garderie, et comme les grandes sœurs n'ont eu ni le nez bouché, ni angines, ni otites. Et j'ai toujours travaillé ! Là, le pédiatre a abandonné l'idée de la chance. Dans le fond, mon alimentation bio et saine, l'allaitement d'au moins un an, les Bd régulièrement y étaient peut-être pour quelque chose.

Aujourd'hui, de nombreuses cliniques et maternités connaissent et conseillent les Bd sans les nommer mais en les décrivant. De plus en plus de médecins les prescrivent, surtout depuis l'utilisation des poches de gel.

Enfin, voici une ultime mise en garde qui vous aidera, je l'espère, à détendre les fascias de vos zygomatiques !

Un été, de passage dans un centre de remise en forme par les vertus de l'eau de mer où j'avais été invitée à donner une conférence, un médecin sportif et bronzé, qui officiait sur les lieux et avait décliné mon invitation à cette conférence, fit brutalement irruption pendant que je parlais.

S'adressant à l'assistance, il déclara, sans avoir écouté mes propos, qu'il ne cautionnait pas ces « sornettes », ce que personne ne lui avait d'ailleurs demandé de faire !

Un peu surprise dans l'instant, je lui demandai gentiment s'il savait de quoi je parlais, lui précisant que bien des médecins s'intéressaient à ce sujet. Il me répondit qu'il ne voulait pas le savoir et qu'il avait des confrères prêts à gagner de l'argent avec n'importe quoi. Je n'eus pas l'indécence de lui faire remarquer en public que les médecins qu'il calomniait ainsi, eux, non seulement ne gagnaient pas d'argent avec le Bain dérivatif, mais, en plus, ils se levaient la nuit pour leurs patients et n'avaient ni le temps de faire du sport au bord de la mer ni celui de bronzer!

Par contre, ce qu'il fit ensuite m'attrista beaucoup pour lui. Aussi dois-je absolument vous mettre en garde, cher lecteur.

Lorsque les quelques personnes rassemblées eurent enfin quitté la salle – quelque peu perturbées par cette intervention du médecin qui s'occupait normalement d'eux! – ce monsieur devenu soudain très aimable revint pour me féliciter chaleureusement pour tout ce que j'avais fait! Puis, avec beaucoup de sourires, il me déclara tranquillement ceci: «Vous ne vous rendez pas compte, vous, vous êtes très intelligente. Mais les gens, eux, ils sont bêtes. Très bêtes! Si vous leur expliquez tout ça, ils n'iront plus chez le médecin se faire soigner et ce sera dangereux!»

Cher lecteur, si vous étiez présent ce jour-là, vous savez à quoi vous en tenir! Si vous vous situez dans la catégorie des gens bêtes ou très bêtes, refermez tout de suite ce livre. Sinon, tournez la page! Et je remercie ici les médecins de plus en plus nombreux, de tous les âges, qui ont eu la gentillesse de me remercier d'avoir osé écrire sur les Bains dérivatifs que bien souvent ils connaissaient depuis longtemps sans avoir jamais osé en parler à leurs patients.

Quelques applications des Bains dérivatifs

A

Acné

Nous ne chercherons pas ici à nous interroger sur les causes de l'acné. On désigne en général sous ce nom l'inflammation des comédons. Les comédons sont des excédents de graisses stockés dans les pores de la peau. Si vous avez bien compris que le fascia passe sous la peau, transporte les graisses et lorsqu'il travaille correctement pompe, absorbe les déchets pour les envoyer vers l'expulsion intestinale, vous pouvez comprendre alors que le Bain dérivatif est capable de nettoyer la peau. L'acné juvénile est une spécialité des pays industrialisés ! Les ados qui connaissent les Bd et les pratiquent n'ont pas ces vilains boutons ! On voit de plus en plus de personnes très éloignées de l'adolescence qui ont aussi de l'acné. Non seulement leur alimentation est en cause, mais de plus leur fascia ne travaille pas. La graisse, prisonnière dans un fascia inactif ou recroquevillé sous l'effet des émotions de la jeunesse, dans une région du corps séparée du tronc et des membres par un goulet, le cou, cette matière se compacte, stagne et favorise l'émergence de comédons. Il faut donc activer le fascia par des Bd et veiller à la qualité de l'alimentation. Non seulement le Bd nettoie la peau, mais il affine le visage en le débarrassant des graisses superflues, supprimant peu à peu le double menton. Nicole, qui travaille chez un éditeur parisien, avait vingt-neuf ans lorsqu'elle a découvert les Bd. Depuis dix ans elle souffrait d'acné qui lui marquait le visage. Elle avait essayé tous les traitements proposés par son médecin ainsi que divers régimes. Rien n'en venait à bout et elle gardait de plus en plus de séquelles sur le visage. Elle avait parfois une amélioration, mais ensuite les boutons réapparaissaient. En quelques semaines de Bd et en l'absence de tout traitement, non seulement elle a nettoyé son visage, mais les marques disgracieuses plus anciennes ont progressivement disparu. Elle n'a avalé aucune potion magique, elle a seulement fait travailler le fascia.

Même si vous suivez un traitement pour votre acné (attention il en existe de dangereux !), vous n'avez rien à perdre à essayer le Bd. Vous ne pourrez qu'accélérer le processus d'élimination. Et si vous avez remarqué qu'une tablette de chocolat vous donne des boutons, pensez seulement à utiliser vos poches de gel la prochaine fois qu'il vous arrivera de « craquer » et croquer ! C'est là un des effets très agréables du Bd, il est permis de faire de petites folies alimentaires sans en porter les marques sur le bout du nez. À condition bien sûr de faire des Bd très régulièrement. L'acné touche plus particulièrement les adolescents, qui ont plus de facilité à s'en débarrasser qu'une personne de quarante ans, surtout si, en plus, elle a vingt kilos de trop. Ce sera plus long, mais avec l'avantage de voir peu à peu disparaître les kilos superflus. On voit tout de même le grand intérêt du Bd pour les adolescents. Et nombreux sont aujourd'hui ceux qui l'ont compris et échangent leurs expériences sur Internet. Une technique sans danger, qui ne coûte rien et dont chacun de nous a la maîtrise et la responsabilité. Nous ne sommes pas obligés de subir les évolutions du corps comme une fatalité, nous pouvons en gérer une bonne partie. Nous avons même le droit d'être des êtres humains faillibles qui noient leur chagrin dans un chou à la crème sans en afficher les stigmates sur nos hanches ni sur nos joues. En éliminant tout ce qui bourgeonne sur notre peau, nous vérifions que le Bd permet de se faire plaisir, de jouir de la vie sans être obligé de fuir notre miroir le lendemain. Certaines esthéticiennes ont compris qu'en conseillant les Bd aux personnes qui se faisaient faire des soins du visage, les résultats étaient plus rapides et leurs clientes plus fidèles.

Acouphènes

On nomme acouphènes des bruits divers, bourdonnements, sifflements, tintements que l'on a dans les oreilles à certains moments de la journée ou en permanence et qui ne viennent pas de l'extérieur. Certains parlent de « petits oiseaux », tous se plaignent que c'est très désagréable, pénible, exaspérant, parfois déprimant. Les spécialistes des oreilles font toutes sortes d'examens et de suppositions, quelques appareillages aux effets incertains existent çà et là, il reste difficile d'apporter quelque soulagement aux victimes de ces bruits internes variés qui gâchent une partie de la vie, d'autant que cela peut vous arriver très jeune. Lors d'une émission télévisée consacrée à ce sujet, un professeur de médecine conseillait le port d'un walkman (aujourd'hui il dirait baladeur MP3), vivre avec un fond sonore qui couvre les bruits des oreilles pouvait permettre de mieux supporter ce problème, qu'il fallait surtout apprendre à vivre avec ! Il n'est pas certain aujourd'hui que le port permanent d'écouteurs aux oreilles soit bon pour les tympans, pour le bon fonctionnement du cerveau qui a besoin de silences et de distances entre les sons et que cela ne favorise pas le mal que l'on essaie de combattre, en l'occurrence les acouphènes ! Mais nous n'avons pas la prétention ici d'en savoir plus sur les causes de ce phénomène.

Ce qui est sûr par contre, c'est que nous connaissons maintenant **plusieurs personnes** qui se sont **débarrassées de leurs acouphènes** depuis qu'elles pratiquent tous les jours les Bd. La première est une dame qui avait quatre-vingt-quatre ans lorsqu'elle a découvert les Bd. Elle les a commencés car elle avait des douleurs d'arthrose aux pieds. Les douleurs disparurent au bout de quelques jours, mais elle souffrait également d'acouphènes depuis l'âge de soixante-douze ans à la suite d'un très long voyage en train. Elle me disait : « C'est formidable, je n'ai plus jamais mal aux pieds, mais si votre "truc" pouvait faire partir mes "petits oiseaux" ! » Afin d'être sûre qu'elle n'aurait plus jamais mal aux pieds, je lui demandai de faire les Bd tous les jours, toute la vie ! Nous déjeunions ensemble une fois par semaine. Au bout de deux ans, elle avait alors quatre-vingt-six ans, je lui fis remarquer qu'elle ne me parlait plus de ses acouphènes depuis longtemps. C'est qu'elle n'en avait plus du tout, ils avaient totalement disparu. Cette dame nous a quittés à l'âge de quatre-vingt-douze ans, les acouphènes n'étaient jamais revenus, pas plus que les pieds enflés et douloureux. C'était une bonne marcheuse ! Combien de temps a-t-elle mis à supprimer les acouphènes ? On peut estimer qu'il lui a bien fallu **un an et demi**.

Un monsieur de soixante-douze ans a mis, lui, **un an** à les éliminer avec le Bd. Un couple de trente-huit ans s'en est libéré en **quelques semaines** de Bd intensifs. Cela faisait douze ans qu'ils en souffraient tous les deux, ils s'étaient d'ailleurs rencontrés grâce à leurs oreilles ! C'est au moment où ils avaient décidé de tenter une opération des oreilles dans une clinique américaine du sud-est de la France qu'ils ont découvert les Bd. Depuis j'ai rencontré trois autres personnes délivrées de ce fléau : il leur a fallu **entre six mois et un an**. Vous direz que sept personnes représentent bien peu de choses, qu'il faudrait faire cette expérience sur des milliers d'autres pour en tirer une conclusion. C'est à vous de savoir si vous voulez tenter votre chance en mettant en œuvre une compétence qui n'est ni dangereuse ni coûteuse. Plus vous serez nombreux à obtenir de bons résultats, plus la science s'y intéressera ! Le plus simple est donc d'essayer.

La disparition des acouphènes ne se produit pas du jour au lendemain. Ceux qui l'ont vécu disent que les crises s'espacent, s'atténuent progressivement pour disparaître ensuite. Moins on entend ces bruits, moins on y pense et moins on en parle. C'est pourquoi les personnes qui s'en débarrassent ont un peu de mal à dire en combien de temps exactement elles ont obtenu satisfaction !

Un médecin m'a dit qu'un an, c'était trop long pour que l'on puisse conseiller le Bd, que, pour que ce soit « valable », il faudrait que ce soit plus rapide. Mais qu'est-ce qu'une année de Bd face à quarante années d'acouphènes ? Avec le Bd nous sommes contraints d'accepter les rythmes de la nature et du corps. Savons-nous combien d'années il a fallu à notre corps pour « fabriquer » ces acouphènes ? Le problème ici est exactement le même que celui de l'élevage industriel : un poulet qui a grandi en six semaines est-il meilleur que celui qui a mis un an ?

Ce que nous pensons des acouphènes : il est possible à notre avis que certains acouphènes soient le produit de l'étranglement de petits vaisseaux, à la suite du stress qui a crispé en cet endroit le fascia, d'un choc traumatique ou encore par accumulation de déchets dans un fascia qui ne fonctionne pas à cause de la chaleur dans le bas du ventre. L'activation du fascia serait alors, dans certains cas, susceptible de libérer cette pression et de permettre une meilleure irrigation, faisant cesser ces bruits internes. Les quelques résultats positifs méritent que l'on y pense !

Allergies

On parle énormément d'allergies aujourd'hui. Des recherches et des analyses sont faites pour déterminer à quoi nous sommes allergiques. Récemment, l'un de mes gendres qui a fait faire des tests, par l'intermédiaire de son médecin, « pour voir », a découvert avec stupéfaction qu'il était allergique aux poils de chats, lui qui a toujours vécu et dormi avec des chats ! Sans allergie ! Une de mes amies italiennes, mère de trois enfants magnifiques de plus de vingt ans qu'elle avait allaités et nourris à l'italienne, à base de pâtes et de légumes bio, a entendu le verdict tomber : tous allergiques au gluten, y compris ses nièces italiennes. En réalité, aucun des membres de cette famille n'a jamais été malade, même la grand-mère de quatre-vingt-deux ans qui n'a jamais fait un repas sans pâtes de semoule de blé dur, cuites *al dente* et assaisonnées d'huile d'olive ! Il faut ajouter que la personne qui a décrété cette allergie familiale leur a aussi interdit les tomates trop acides ! Inutile de vous dire que tout le monde continue de manger comme avant, que personne n'a jamais ni mal au ventre ni aucun trouble ! Alors, attention, prudence ! Prudence car on peut vous découvrir une allergie à un maximum de graines oléagineuses, aux bananes, aux fruits exotiques, au gluten [1], etc. Combien d'aliments allez-vous supprimer définitivement de votre table ? À nos yeux, ceci est une démarche croisée de personnes assez riches pour choisir leurs aliments et de fabricants de produits « sans gluten » ravis de trouver là un nouveau créneau de vente !

Nous ne nions pas l'allergie au gluten ! Mais le sans gluten total est-il la seule et unique réponse ?

Notre démarche ici vise tout au contraire à rétablir un bon équilibre de fonctionnement du corps en choisissant les aliments les plus proches possibles de leur état naturel pour que vous puissiez manger de tout sans la moindre allergie ! Sinon, que deviendrez-vous le jour où vous n'aurez plus que des pâtes et des tomates à vous mettre sous la dent ?

---

[1]. C'est la plus grande mode du moment : attention, lisez soigneusement la liste des ingrédients, additifs et conservateurs sur les étiquettes des produits dits « sans gluten » ! Vous aurez des surprises !

Nous sommes absolument sûrs qu'il n'est pas nécessaire d'être riche pour être en bonne forme! De plus en plus de bébés et d'enfants sont allergiques à toutes sortes d'aliments. Choisissez pour eux comme pour vous des aliments bio, allez au plus près possible du lieu de production, privilégiez les petites structures plus faciles à contrôler (une étiquette bio ne suffit pas toujours!), faites des repas simples, préparez tout vous-même. De toute manière, l'humanité sera bien forcée d'aller dans ce sens, probablement plus vite qu'on ne l'imagine!

Allergies au soleil

Lors des premiers rayons, certaines personnes voient apparaître des plaques rouges, parfois granuleuses sur la peau. Elles peuvent s'accompagner de démangeaisons ou d'une légère sensation de chaleur. On observe parfois de légères boursouflures. Brigitte S. qui habite Paris avait ce problème depuis de nombreuses années. En octobre 1995, pour perdre du poids, elle se mit aux Bd. Elle les pratiquait depuis quatre mois lorsque son frère l'invita, en plein mois de février, à passer une semaine aux Antilles. Le changement allait être brutal. «Tu me croiras si tu veux, mais figure-toi que je n'ai jamais aussi bien supporté le soleil de ma vie. Moi qui, d'habitude, même avec les écrans les plus épais, ne supporte pas le soleil, je suis condamnée au chapeau, à la chemise blanche et au pantalon, là, j'ai pu me baigner, aller nager des heures tous les jours sans le moindre coup de soleil. Évidemment, je ne suis pas du genre à me coucher sur la plage. Je ne l'ai jamais été. Mais au moins j'ai pu marcher, nager autant que j'ai voulu, sous le soleil brûlant des tropiques sans avoir la moindre brûlure ni le moindre coup de soleil, ni la moindre allergie. J'en suis sidérée ! » Les années précédentes, sous le soleil de France, Brigitte S. suivait dès le printemps un long traitement homéopathique préparatoire pour essayer de diminuer les risques d'allergie. Cette année-là, en rentrant des Antilles, elle s'est précipitée chez son médecin pour lui montrer son joli hâle obtenu sans traitement ni allergies !

Allergies aux pollens
Jean-Claude, quarante-cinq ans, habite le Massif central dans une petite ville au milieu de la campagne et des fermes. Chaque année au printemps, au moment de la pollinisation et des épandages de pesticides, il souffre de rhumes persistants, d'autant qu'il se rend chez ses clients à moto. Il n'avait jamais essayé les Bains dérivatifs bien qu'il en ait beaucoup entendu parler. En 1998, excédé par l'allergie qui revenait, il se mit au Bain dérivatif. Il me téléphona : « Cela s'est arrêté en deux jours, c'est incroyable ! Si je m'arrête de les faire, ça revient. Dès que je reprends, ça s'en va. Je ne me mouche plus. C'est génial, bien que ce soit casse-pieds à faire ! » Jean-Claude étant sportif, il est logique que cela ait fonctionné très vite. S'il avait été très surchargé, cela aurait demandé plus de temps. Jean-Claude a simplement fait un nettoyage interne du corps, il a remis en marche ce qui stagnait au niveau du visage. Le Bd a obligé les agents allergisants à partir par les voies normales au lieu de gêner le fonctionnement respiratoire.

Si vous avez l'habitude de vivre ces désagréments au printemps, faites donc des Bd qui auront en plus l'avantage de préparer votre silhouette pour la plage !

Angines

Il est évident que c'est le médecin qui surveille votre angine, d'autant que certaines angines peuvent avoir des effets secondaires très dangereux. Il n'empêche que le Bd peut avoir sur les angines une action spectaculaire. Lorsque vous êtes au plus mal, que la gorge est douloureuse, les yeux pleurent, la fièvre donne mal à la tête, vous pouvez soit faire une bonne demi-heure de Bd avec de l'eau et vous renouvelez l'opération trois ou quatre fois dans la journée, soit, beaucoup plus simplement, vous mettez des poches de gel continûment. Les poches de gel ont pour avantage d'être utilisables dans votre lit tant que vous ne vous endormez pas. Vous pouvez alors les accompagner d'une bouillotte bien chaude sur le foie. Il existe des poches spéciales munies d'une petite valve sur lesquelles il suffit d'appuyer pour qu'elles chauffent immédiatement pour une durée d'une heure. Rapidement, vous aurez une amélioration au niveau des yeux, la tête sera moins « lourde », la gorge fera moins mal, la fièvre tombera. Mais ne vous arrêtez pas en si bon chemin. Continuez de mettre des poches de gel une semaine au moins quatre heures par jour, même si vous avez repris votre travail. Si vous arrêtez trop vite, vous ne ferez que déplacer le mal. Car il est clair que le Bd ne tue pas les virus, il a seulement fait le ménage dans votre gorge ! C'est exactement comme si vous balayiez la cuisine en vous limitant à envoyer la poussière dans le salon ! Le Bain dérivatif n'est pas un médicament. Il fait circuler les graisses pour les diriger vers la sortie. Plus cette circulation est fluide et continue, moins les virus ont le loisir d'y camper et de s'y installer. Si vous êtes très sujet aux angines chaque hiver [1], la pratique du Bd espacera de plus en plus les rechutes. Il est même possible que lors d'une épidémie, vous rentriez chez vous fatigué et frileux (les virus font en général chuter la température tandis que les microbes la font monter). Mettez-vous au lit avec une bonne tisane chaude, une poche de gel froide dans le slip et une bouillotte chaude sur le foie. Vous serez en forme le lendemain matin.

Il en va de même pour tous les maux qui touchent les oreilles, le nez, la gorge. Si votre enfant à la crèche ou à l'école est très sujet à ces troubles, faites-lui systématiquement des Bd ou mettez-lui des poches de gel matin et soir : voyez le chapitre consacré aux bébés et aux enfants. Il lui arrivera parfois d'avoir un peu de fièvre le soir et plus rien le lendemain. Vous réduirez considérablement ces maux. Attention aussi à l'abus de produits laitiers.

Un médecin pédiatre à qui je parlais de ces Bd se montrait très sceptique pour ne pas dire goguenard. Ne me connaissant guère, il me lança : « C'est rigolo votre truc, mais si vous aviez de jeunes enfants vivant dans nos villes, vous ne pourriez pas échapper aux otites et aux angines ! » Je lui répondis que j'avais cinq enfants. Que l'aînée avait connu la crèche et la maternelle deux ans à Paris. Que les deux dernières étaient nées à Paris, avaient connu la halte-garderie cinq jours sur sept puis l'école et qu'aucune de mes filles n'avait jamais eu, durant la petite enfance, ni otite ni angine. Qu'elles

---

[1]. Un autre bon conseil : supprimez tous les produits laitiers, particulièrement ceux venant du lait de vache ! In *Changez l'alimentation*, Pr Joyeux, Éditions François-Xavier de Guibert, 2004.

étaient régulièrement surveillées par un médecin pédiatre qui n'avait jamais eu à leur faire la moindre ordonnance ! Il me regarda stupéfait : « Alors là, je ne sais plus que dire. Vous avez de la chance ! » Ce n'était pas de la « chance » ! Mais le lait maternel que ce monsieur semblait sous-estimer beaucoup, l'alimentation saine et ces Bains dérivatifs qui le faisaient rire !

Appétit

L'appétit s'arrête avec la première bouchée nous expliquent le Dr Shelton[1] tout comme le Dr Jean-Marie Bourre[2]. C'est au niveau des papilles qu'il se manifeste, lorsqu'une carotte crue et terreuse nous fait saliver, nous dit le Dr Shelton, ajoutant que les crampes d'estomac n'ont rien à voir avec l'appétit, ce sont, dit-il, les manifestations d'une névrose gastrique. Certaines personnes se plaignent qu'elles n'ont jamais faim, d'autres qu'elles ont toujours faim, qu'elles ne savent pas s'arrêter, qu'elles ne sont jamais rassasiées. Que peut, pour tout ce monde, le Bd ?

Vous manquez d'appétit

Trois fois par jour, vous vous attablez sans appétit. Vous n'avez pas faim. Vous êtes sans cesse à la recherche de l'aliment qui vous fera envie, qui excitera vos papilles. Vous essayez de faire des repas attrayants, des plats colorés, parfumés, mais l'appétit ne vient pas facile-

---

1. In *Le Jeûne*, Dr Shelton, Éditions Le Courrier du Livre, 1993.
2. In *La Nouvelle Diététique du cerveau*, *op. cit.*, p. 30.

ment. Il peut y avoir de nombreuses causes à cette situation. Nous n'en observerons que deux.

– Vous n'avez pas d'appétit parce que vous n'avez pas faim, **votre système digestif n'est jamais au repos**, vous n'êtes jamais à jeun. Cela se produit si votre alimentation est lourde, très raffinée, vous ne consommez que des plats compliqués contenant de nombreux ingrédients qui ont subi de longues cuissons, si vous abusez des viandes et des charcuteries, des fromages et des préparations lactées. Vous vous mettez à table alors que le repas précédent n'est pas encore digéré. Vous ne mastiquez pas, vous ne prenez pas le temps d'insaliver et de transformer en liquides les aliments dans votre bouche. La prédigestion de la salive n'est pas faite et votre estomac n'a pas de dents ! Il lui faut donc beaucoup de temps pour travailler les aliments. Si vous sautez un ou deux repas, vous avez mal à l'estomac, mais vos papilles ne sont pas excitées.

Le Bd (ou l'utilisation des poches de gel) va accélérer l'élimination et agir de manière très subtile sur vos envies alimentaires. Vous direz peut-être comme Irène : « C'est bizarre, moi qui n'aimais ni les fruits ni les légumes, maintenant, j'en ai envie, je suis attirée par ça au marché, je pense à en acheter, j'en mange avec plaisir ! Je ne me souviens pas que cela me soit déjà arrivé ! » Ce genre de témoignage est fréquent. Mais pour obtenir cet effet, il faut faire sérieusement le Bain dérivatif. Il ne suffit pas d'essayer une ou deux fois. Le Bd n'est pas une potion à effets instantanés. C'est la remise en marche d'une fonction, la circulation des graisses et tous les effets des graisses qui en découlent qui, selon la personne qui le pratique, se met en route plus ou moins vite. La rapidité est fonction bien sûr de l'âge, des surcharges du corps, de l'énergie de la personne, de la régularité des Bd. Si vous n'êtes pas maigre, vous avez intérêt à faire dès le début soit des Bd avec l'eau de 20 minutes au moins par jour ou plus simplement trois heures de poches de gel par jour. En agissant sur le fonctionnement de l'intestin et du fascia, le Bd restaurera peu à peu l'appétit.

– **Vous n'avez pas d'appétit parce que vous êtes déprimé**, triste, malheureux. Vos fascias sont probablement inactifs, contractés, crispés. Vous êtes peut-être en état d'anorexie mentale sans le savoir. **Il faut en parler à votre médecin.** Il est possible que votre estomac ne reçoive pas la quantité de fruits et légumes frais nécessaires à la fabrication de la sérotonine, antistress naturel puissant généré à 95 % dans l'estomac [1] ! Là aussi, le Bain dérivatif vous sera d'un grand secours. Il va vous donner de l'énergie, vous aider à dormir plus profondément d'un sommeil réparateur, diminuant votre stress. Peut-être vous manque-t-il seulement de la compagnie au moment des repas ? Le Bain dérivatif est un des moyens qui peuvent vous aider à retrouver le goût de vivre. Le plus simple est de commencer avec des poches de gel environ trois heures par jour. Vous pouvez en mettre une dès le réveil le matin, vous vous sentez mieux. Continuez à en mettre pendant que vous prenez le petit déjeuner. Le soir, dès que vous rentrez chez vous, remettez des poches de gel durant deux heures ou plus. Vous verrez du tonus revenir. Cela

---

1. *Le Mensonge alimentaire*, Dr Hans Ulrich Grimm, Éditions Trédaniel, 2006.

vous encouragera à améliorer votre alimentation et votre hygiène de vie.

Vous avez trop d'appétit
– **Vous êtes boulimique.** La boulimie, comme l'anorexie, accompagnée parfois de séquences de vomissements, **relève de la compétence du médecin**. Mais le Bain dérivatif peut vous aider, c'est certain, dans la mesure où il diminue votre stress en détendant les fascias. En décrispant ces membranes, en les aidant à vibrer lentement, il libère votre énergie en apportant un bien-être. Mais vous avez absolument besoin d'une aide extérieure compétente.

Utilisez des poches de gel sur lesquelles vous pouvez tout simplement vous asseoir trois ou quatre heures par jour chez vous.

– **Vous ne savez pas vous arrêter.** Vous êtes gourmand, deux repas consécutifs ne vous font pas peur, vous engloutissez, vous ne mastiquez pas lentement, vous mangez trop vite, vous n'insalivez pas assez vos aliments. Vous ne résistez pas à toutes les « délicieusetés » qui vous narguent dans les vitrines. C'est toute une rééducation alimentaire qu'il vous faut.

Commencez par observer la qualité des aliments et lisez bien *Le Mensonge alimentaire* du Dr Hans Ulrich Grimm (Éditions Tallandier). L'industrie alimentaire utilise au titre de condiments ou d'épices du glutamate qui est un exhausteur de goût et qui a pour fonction de développer votre appétit. On en trouve à peu près partout, dans les chips, les barres chocolatées, les bonbons, les gâteaux, les céréales soufflées sucrées, les plats cuisinés, dans la restauration collective, etc. Plus on mange, plus on a envie de manger. Manger devient une véritable *addiction*. Attention, on en trouve, sous la dénomination pas très claire de levures [1], dans certains plats cuisinés surgelés bio. Le glutamate est surtout connu par sa présence dans la cuisine chinoise. Mais si, comme les Chinois, on mange BEAUCOUP de riz à chaque repas, le riz l'absorbe et en entraîne la majeure partie vers l'expulsion. Passez donc à une alimentation bio d'aliments simples, poireaux, carottes, salades vertes, vous sentirez tout de suite la différence. L'absence de glutamate, en ne surexcitant pas l'appétit, vous donnera peut-être l'impression que c'est moins bon, que vous n'aimez pas ! Tout simplement parce que depuis tout petit, vous avez été conditionné à penser que lorsque vous avalez beaucoup c'est que c'est bon, et lorsque vous êtes rassasié tout de suite, ce n'est pas bon ! Il s'agit là tout simplement d'un conditionnement.

Le Bain dérivatif vous aidera. Il a cette vertu étonnante de nous remettre un peu plus à l'écoute de nos besoins. Ses effets visibles sur notre silhouette sont un encouragement très efficace qui nous aide peu à peu à mastiquer mieux, à nous informer mieux sur ce qu'est une alimentation saine, un aliment de qualité. De gourmand, on devient gourmet.

Enfin, sachez que l'imagerie cérébrale a permis de découvrir récemment que si vous mettez votre ration alimentaire dans un petit récipient du type petit bol chinois et que vous mangez lentement, à la fin du bol, le cerveau envoie le signe de satiété, vous n'avez

---

[1]. Ce qui n'a rien à voir avec les levures maltées vendues dans les magasins bio !

plus faim. La même portion servie dans une grande assiette produit l'effet inverse, vous avez envie d'une seconde ration immédiatement, le cerveau ayant enregistré le vide autour de votre aliment. Essayez, ça marche !

Vous aurez intérêt à utiliser la poche de gel au moins quatre heures par jour !

– Le Bain dérivatif me «donne de l'appétit», ça me fait peur ! Il existe enfin des personnes qui ne se rendaient pas compte qu'elles n'avaient plus d'appétit, qu'elles mangeaient par habitude ou étaient légèrement déprimées et un peu anorexiques par ennui ou peur chronique de grossir. Le Bain dérivatif, en les revivifiant, leur ouvre l'appétit. Et comme ces personnes sont toujours inquiètes, elles craignent les kilos, grande obsession du siècle. Il faut savoir que **la sensation de faim** est une très bonne disposition, un signe de **bon fonctionnement du corps**. Que **le désir**, fût-ce celui de manger, est le **moteur de la vie**. L'absence de désir conduit à la déprime. Il suffit, pour ne pas prendre du volume inconsidérément, d'y répondre par une alimentation saine et équilibrée, tout en continuant les Bains dérivatifs. Consommez des aliments simples, naturels, complets, que vous préparez vous-même, mastiquez-les jusqu'à les rendre liquides, vous ne stockerez jamais de mauvaises graisses !

Arthrose et arthrite (douleurs)

Attention : le Bain dérivatif **ne soigne pas** ces affections. Mais il est certain qu'**il en soulage les douleurs**. Nous ne nous attarderons pas sur les causes de l'arthrose si répandue aujourd'hui dans les pays industrialisés, grands consommateurs de produits laitiers. Nous ne pouvons que recommander la lecture des livres de Thierry Souccar, mais aussi ceux du Dr Jean-Marie Bourre et du Dr Dominique Lanzman-Petithory[1]. Il en ressort que pour lutter contre l'ostéoporose, il faut non seulement réduire les produits laitiers, mais aussi consommer de bonnes huiles comme l'huile de colza crue de première pression à froid (PPF), de l'huile de sésame (PPF), consommer du sésame, du chou, des légumineuses, des amandes et faire de l'exercice, par exemple marcher chaque jour au moins une demi-heure, d'un bon pas, avec un poids de 500 grammes dans chaque main. Pensez aussi à boire de l'eau chaque jour dès que vous avez soif.

Le plus souvent, les Bains dérivatifs vous soulageront des douleurs de l'arthrose et de l'arthrite. Ce n'est déjà pas si mal. On ne peut pas dire que le Bd masque la douleur. On peut supposer que le cerveau, analysant que le corps se trouve dans un processus de régénérescence, cesse d'envoyer les signaux de douleur. Mais si vous arrêtez trop vite les Bd, les douleurs reviennent. Si vous faites bien les Bd et que vous veillez à une alimentation intelligente, la rougeur, l'enflure, la sensation de brûlure de l'arthrite diminueront peu à peu et disparaîtront si vous persévérez.

---

[1]. De Thierry Souccar, *Santé, mensonges et propagande* avec Me Robard, Éditions du Seuil, 2004, *Lait, mensonges et propagande*, Éditions Thierry Souccar, 2007. *La Vérité sur les omégas 3*, Dr J.-M. Bourre et *La Diététique de la longévité*, Dr D. Lanzman-Petithory, Éditions Odile Jacob, 2002.

Ce n'est pas un peu d'eau ou de fraîcheur sur quelques centimètres carrés de peau qui réparera vos os. Par contre, vous pouvez espérer ralentir l'évolution de ces problèmes. Si vos doigts sont atteints, le plus simple sera vraiment d'utiliser les poches de gel. Il n'est pas impossible que le Bain dérivatif, en nettoyant les accès, favorise une meilleure alimentation de vos os. Ces inflammations des os affectent des personnes de plus en plus jeunes. Les Bd soulagent d'autant plus vite que vous les faites de bonne durée, tous les jours, et que vous n'êtes pas trop encombré. Si vous avez d'autres maux plus graves, cela risque d'être long, mais avec de la patience vous aurez des résultats.

Dans le même ordre de maux, citons le cas de Simone, cinquante-cinq ans, atteinte de spondylarthrite, une arthrite des articulations et des vertèbres. Durant toute l'année où elle a fait les Bd, elle a eu une bonne mine, de l'énergie et très peu de douleurs. Se sentant mieux, lasse de faire les Bd avec de l'eau, elle les a abandonnés. Quelques mois plus tard, elle recommençait à souffrir et avait mauvaise mine. On voit que parfois, il faut choisir les Bd à vie, et avec la poche de gel il n'y a plus aucune raison de s'en priver ! Plus nous « grandissons », plus nous avons intérêt à faire des Bd tous les jours.

Asthme

Vous avez votre flacon de médicaments toujours dans votre sac, mais rien ne vous empêche de diminuer l'intensité de vos crises, de supprimer celles qui vous perturbent la nuit, de les espacer de plus en plus jusqu'à les oublier. Nous dirons qu'avec les Bd, vous pouvez avoir de longues rémissions qui peuvent se compter, selon votre régularité à pratiquer les Bd, en jours, semaines, mois et années.

Tout est dit sur l'asthme, cela va de votre mère qui «vous empêche de respirer» en «vous étouffant de son amour (ou de son rejet)» aux pics de pollution les plus ordinaires en passant par une fatalité héréditaire. Si votre enfant est sujet à des crises d'asthme, au lieu de vous sentir coupable, enseignez-lui à s'asseoir sur la poche de gel en faisant ses devoirs, par exemple, sans oublier de mettre son médicament (neuf et non périmé) dans son cartable. De plus en plus d'enfants de six à dix ans n'ont ainsi plus de crises. Les personnes qui ont des crises la nuit se trouvent en général assez vite soulagées durant leur sommeil, soit en faisant un long Bain dérivatif d'une demi-heure au moins avec l'eau, soit en mettant trois heures de poches de gel le soir avant d'aller se coucher. Attention, on ne s'endort pas avec la poche de gel: elle se réchaufferait durant le sommeil!

L'asthme et l'eczéma sont considérés comme héréditaires dans ma famille du côté de mon père. J'ai eu moi-même quelques crises d'asthme à quarante ans. Après quelques mois de Bd, elles ne sont jamais revenues alors que je vis à Paris où je ne circule qu'à vélo depuis vingt-cinq ans.

Aujourd'hui, chez les enfants, on parle beaucoup de bronchites asthmatiformes et de bronchiolites. Les bébés et les enfants qui «pratiquent» les Bd (poches de gel en particulier) ne connaissent pas ces petites misères.

Asymétrie du visage et du corps

L'asymétrie du visage est liée à celle du corps. Elle est en général [1] l'indice de surcharges latérales qui peuvent se situer d'un côté ou de l'autre, mais le plus souvent du côté rétracté. C'est le type de surcharges qu'il est particulièrement intéressant de photographier dès que l'on commence les Bd. Marina, vingt-quatre ans, s'est cassé la jambe droite au ski lorsqu'elle avait quinze ans. Pressée de marcher de nouveau, elle n'a pas fait suffisamment de séances de rééducation après la cicatrisation. De plus, elle a tendance à dormir sur le côté droit. Peu à peu, l'ensemble de son corps est devenu asymétrique, ce qui était flagrant sur le visage, la partie droite basculant de plus en plus, accompagnée d'une rétraction de la moitié de la face et des muscles du côté droit du corps, avec l'épaule droite nettement plus basse que l'épaule gauche. Suivie par un kinésithérapeute depuis plus de trois ans, elle avait de plus en plus mal au cou, les progrès n'étaient guère visibles. Chaque séance la soulageait pour un moment, mais le basculement du visage s'accentuait. C'est alors qu'elle découvrit les Bains dérivatifs (poche de gel toute la journée tout en travaillant), qu'elle accompagna de la pose, deux heures par jour, d'un gros cataplasme d'argile verte illite sur la nuque. En quelques semaines, les signes de redressement du visage furent tellement rapides que le kinésithérapeute s'en étonna, ainsi que la famille de Marina. Elle expliqua au praticien ce qu'elle faisait et il l'encouragea à

---

1. Sauf si vous avez eu un accident, une hémiplégie, une opération au visage bien sûr !

persévérer, vu les effets évidents. Il constata aussi que les muscles de son cou avaient perdu beaucoup de leur raideur. Il y a aujourd'hui deux mois que Marina fait travailler son fascia. L'asymétrie se corrige si bien que la partie basculée du visage est en train de s'étoffer afin de devenir semblable à l'autre côté. Les muscles et les tissus sont mieux nourris. Les douleurs du cou ont disparu. Mais il faut que Marina continue encore au moins un ou deux ans si elle veut être tranquille longtemps. Ce sont tout simplement les graisses accumulées d'un côté qui se sont déplacées et réparties plus harmonieusement.

Il est facile d'observer son propre visage dans un miroir, ou de comparer des photos de soi au fil des ans. Au lieu de nous lamenter sur une asymétrie, le plus simple est de prendre de l'eau et un gant de toilette ou d'utiliser les poches de gel, c'est si facile ! D'autant qu'un visage symétrique est toujours plus seyant que le contraire.

B

Bartholinite

La glande de Bartholin est située sur le sexe de la femme. Il arrive qu'elle soit le siège d'une inflammation et qu'elle se mette à grossir jusqu'à atteindre la taille d'un œuf. C'est très gênant. Malgré les traitements couramment pratiqués, il est fréquent que l'on doive opérer, ce qui est très douloureux et ne garantit nullement contre une nouvelle inflammation. En quatre ans, nous avons pu voir trois personnes qui avaient ce problème. L'une, qui habite Tours, avait déjà été opérée et redoutait une seconde opération. Avec les Bd, elle a fait désenfler en quelques jours la glande qui n'a jamais récidivé depuis. Une autre dame, à Épinal, est partie dans le Midi en vacances pour quinze jours, préférant se faire opérer à son retour. Après onze jours de Bd, la glande qui avait atteint la taille d'un œuf s'est résorbée complètement. Il n'y a eu ni opération ni récidive. Caroline A., trente-huit ans, à Paris, a eu le même type d'inflammation. Le traitement que lui avait prescrit le médecin, à base d'ovules et de pommades, ne la soulageait pas. La glande grossissait de plus en plus et le médecin envisageait l'opération. En une semaine de Bd, tout est rentré dans l'ordre. Là encore, il est bien évident que ce n'est pas la simple application de fraîcheur qui peut tuer un agent infectieux ! Il semble bien que l'hypothèse de départ, à savoir « une bulle » dans le fascia, ait un sens puisque tout se passe, en apparence, comme si une « bulle » se dégonflait, se vidait en rétrécissant pour ne laisser aucune trace visible, faisant disparaître du même coup la douleur et l'inflammation. Tout se passe comme si ce qui stagnait en cet endroit reprenait le chemin d'une élimination normale, puisque, d'une part, aucun écoulement externe ne se produit, et que, d'autre part, les Bd sont accompagnés d'expulsions plus importantes par les selles et les urines.

Remarque : un écoulement externe peut se produire dans certains cas, soit lorsque l'infection est avancée et qu'elle se trouve à proximité de canaux qui débouchent sur l'extérieur du corps, comme un écoulement par le nez, les oreilles. Soit, dans le cas de certains abcès qui, sous l'action du Bd (comme cela peut se produire avec l'argile [1]), se frayent un canal vers l'extérieur. Il est bon de le montrer au médecin qui peut effectuer un prélèvement pour le faire analyser. Le médecin pourra aussi s'assurer que tout est parfaitement propre et éliminé. L'analyse permettra d'éviter un traitement médicamenteux inutile !

Boutons (de fièvre et éruptions)

Toutes les éruptions cutanées, qu'il s'agisse de varicelle, de rougeole, de boutons dits de fièvre [2], d'urticaire ou autres ont une nette tendance à perdre rapidement leur effet douloureux, irritant ou de démangeaison et disparaissent plus vite sous l'effet des Bains dérivatifs.

---

1. *L'Argile, tout simplement*, France Guillain, Éditions Demeter, 2006.
2. Voir plus loin « Herpès ».

Pour les éruptions comme la varicelle ou la rougeole, j'ai pu constater cinq fois avec mes propres enfants, mais aussi sur d'autres enfants, qu'au début, durant les premières quarante-huit heures, **l'éruption est totale, tout sort bien partout, mais sans besoin de se gratter pour la varicelle**. Tout disparaît ensuite complètement durant les trois jours qui suivent. Cela concerne des enfants de moins de cinq ans et deux enfants de dix et onze ans à qui l'on a fait cinq à six Bd de cinq à huit minutes par jour. L'utilisation de poches de gel aurait bien simplifié la situation ! Bien sûr, l'enfant est gardé toujours parfaitement couvert, dans une pièce à bonne température, il ne doit absolument pas prendre froid et **le médecin le surveille très normalement**.

Brûlures du soleil – Insolation

Chacun sait qu'il ne faut jamais s'exposer au soleil en prenant le risque de brûler. Qu'il est totalement imbécile de s'enduire de crèmes pour aller s'allonger au soleil de midi au mois d'août ! Pourtant, un coup de soleil est parfois vite arrivé, surtout si on n'expose son corps à la lumière qu'en été et que l'on s'alimente mal. Il suffit d'être au volant de sa voiture et de se faire surprendre par un soleil brûlant ou encore d'omettre de se protéger [1] par ciel couvert en été. Outre qu'il faut boire de l'eau, faire une demi-heure ou plus de Bd bien froid avec de l'eau ou mettre des poches de gel durant quelques heures s'impose

---

1. Nous entendons ici par protection : chemise, pantalon, chapeau à larges bords.

immédiatement, dès que vous découvrez la brûlure au premier degré (peau rouge), même, et surtout, si elle ne vous « chauffe » pas encore. En général, tous les symptômes de brûlure disparaissent dans les deux heures qui suivent, laissant place au bronzage sans peler. Ce n'est pas une raison pour prendre des risques et vous devez toujours soigner une brûlure, quelle que soit son intensité. Toute brûlure est un accident dommageable pour la peau.

Si un adulte, votre bébé ou votre jeune enfant, endormi sous un parasol, a pris un **coup de chaleur** par réverbération ou une **insolation**, tout en prenant toutes les mesures nécessaires, pour **appeler le médecin, donnez-lui à boire** de l'eau et même, et surtout, s'il a perdu connaissance, faites-lui **immédiatement** un long Bd ou appliquez-lui une **poche de gel sur le sexe et le périnée**. Vous pouvez aussi, à défaut, vider le **bac à glaçons** de votre réfrigérateur dans une **poche de plastique** que vous enveloppez dans une **serviette éponge** en double épaisseur et vous l'appliquez sur l'entrejambe en prenant soin de ne pas glacer l'enfant. Continuez à lui faire des Bd (poche de gel) même si le médecin a ordonné des soins que vous suivez, bien évidemment. Tout rentrera dans l'ordre beaucoup plus vite.

D'une manière générale, si vous ne pouvez résister au plaisir de vous allonger au soleil sur la plage en été, faites un long Bd ou mettez au moins une heure de poches de gel avant et recommencez de même après. Votre peau vous rendra largement en qualité le temps que vous lui aurez consacré, et le soleil ne pompera pas votre énergie. Mais de grâce, évitez les heures chaudes !

C

Cellulite

C'est une inflammation du tissu cellulaire. Nous avons tous vu un jour cet aspect capitonné, congestionné, dit en peau d'orange. La cellulite peut être source de névralgies, présenter des indurations et être douloureuse au toucher. Au regard du Bain dérivatif tel que nous le concevons ici, elle est le résultat de la compression de graisses qui stagnent car l'ensemble des intestins et du fascia fonctionne mal, est « constipé ». Le cheminement normal des graisses ne se fait pas. Ces graisses sont souvent contenues par des élastiques et des vêtements trop serrés, ce qui facilite leur agrégation de plus en plus compacte. Notre expérience montre que si vous buvez un très grand bol d'eau chaude le matin à jeun, que vous buvez de l'eau dans la journée à chaque fois que vous avez soif, et que vous faites très régulièrement des Bd en veillant à votre alimentation, ces graisses finissent toujours par être éliminées, même si cela prend du temps. Le grand avantage du Bd est que cette perte graisseuse ne s'accompagne pas de relâchement de la peau, le corps se rétracte, les tissus sains se resserrent. Selon votre âge, l'importance de la surcharge, la qualité de votre alimentation, la fréquence des Bd, l'expulsion peut se faire en quelques semaines, quelques mois, quelques années. Mais que sont trois ou cinq années face aux cinquante qui sont devant vous ?

Lorsque la cellulite prend l'aspect de ce que certains médecins qui pratiquent la liposculpture appellent « gilet pare-balles » et qu'ils doivent alors l'extraire au bistouri, il est probable que vous aurez du mal à en venir à bout. À ce stade, la personne qui en est victime sent très nettement des plaques dures qui font rougir et souvent irritent la peau, provoquant même des démangeaisons, une envie violente de se gratter. On peut, à ce sujet, s'interroger sur la qualité de ce que nous mangeons, sur la présence de latex dans certaines purées, pizzas moelleuses ou yaourts veloutés[1] ! Des massages en palpé-roulé profond par un bon kiné sont nécessaires.

Si l'hiver vous a laissé les cuisses trop dodues à votre goût, ne vous lancez pas aveuglément dans la course à pied ou le VTT, ce serait le meilleur moyen de transformer très vite la jolie graisse lisse en cellulite. Commencez toujours par les Bains dérivatifs. Mettez quatre à six heures de poches de gel par jour, rectifiez l'alimentation. Lorsque vos cuisses auront minci, vous pourrez alors vous adonner à votre sport favori. Je suis toujours très désolée (pour eux !) de voir chaque été hommes et femmes courir des kilomètres tous les matins dans l'espoir de voir se dissoudre des proéminences qui les chagrinent. Ils risquent de fatiguer inutilement leur cœur, de se faire mal aux tendons : j'ai envie de leur tendre une petite cuvette d'eau fraîche et un gant de toilette ou de leur glisser quelques poches de gel bien froides !

---

1. *Des poubelles dans nos assiettes*, Gérard Pouradier et Fabien Perucca, Éditions Michel Lafon, 1996.

Cheveux (blancs, calvitie, chute, clairsemés)

Les effets des Bains dérivatifs sur les cheveux et les poils sont très significatifs du travail qui s'opère dans l'organisme. On pourrait même dire que leur état est une sorte de baromètre, un instrument externe de mesure de ce qui se produit à l'intérieur du corps. Certaines personnes qui se croient en excellente santé et n'ont plus un cheveu sur le crâne douteront peut-être de ce qui est avancé ici. Il est d'ailleurs intéressant de constater que lorsque l'on adopte un animal, on pense toujours à examiner la qualité de son pelage qui est considéré comme un indicateur important du bon état de l'animal. Le fait que, pour les humains, la civilisation nous a amenés à privilégier les qualités dites intérieures, a pour résultat de nous faire négliger ces signes qui ne trompent pas.

Après quinze années de conférences, la question des cheveux ne soulève plus la suspicion générale comme c'était le cas parfois au début. Trop de personnes en ont constaté aujourd'hui les effets visibles aux yeux de tous pour que l'on puisse encore en douter. Je dois avouer que je comprends très bien l'étonnement que l'on éprouve lorsque quelqu'un vous dit que les Bains dérivatifs peuvent redonner aux cheveux leur couleur ou les faire pousser de nouveau là où ils avaient parfois disparu depuis longtemps. La première fois que j'ai lu cette affirmation dans le livre de Louis Kuhne, j'ai tout simplement ri, cela me paraissait impossible.

Comme tout le monde, je croyais que les hormones des hommes étaient telles que leurs cheveux ne pouvaient que tomber plus tôt que ceux des femmes, que la calvitie était héréditaire ainsi que l'âge des cheveux blancs, tout autour de moi semblait le confirmer, du moins concernant les Européens. Pourtant, le simple bon sens aurait dû m'éclairer : d'une part, les Polynésiens, les Asiatiques autour de moi ne perdaient pas leurs cheveux tant qu'ils avaient une vie naturelle, qu'ils ne consommaient pas d'alcool ou de tabac, ni de produits industriels. D'autre part, est-ce que les chiens, les chevaux, les chats perdent leurs poils bien avant les femelles de ces mêmes animaux ? Or nous sommes tous des mammifères !

Tout le monde peut constater maintenant que, les femmes partageant le style de vie des hommes (et réciproquement), elles perdent aussi leurs cheveux, mais de façon clairsemée, la différence d'hormones agissant sur la forme de calvitie mais pas sur la cause. Voilà de quoi animer le Salon du cheveu destiné à faire connaître divers produits peu miraculeux ainsi que des techniques d'implants naturels et artificiels tendant à restituer un peu de jeunesse « là-haut » à ceux qui le souhaitent, et surtout qui ont les moyens de se les offrir. Avec des résultats inégaux frisant le plus souvent l'aspect « champ de poireaux » peu propice à la caresse !

Ce qui est sûr, c'est que le Bain dérivatif ne vous donnera pas de résultats aussi rapides qu'une teinture ou que des implants, autant pour ce qui concerne la couleur que la repousse. Il faudra adjoindre au Bd une alimentation de qualité et bien souvent un traitement plus ou moins long du cuir chevelu avec de l'argile[1]. Mais alors ce qu'il adviendra de votre tête sera naturel et vous donnera la mesure de l'assainissement général de

---

1. Un coiffeur coloriste, Jean-Marc Rety (www.jean-marc-rety.fr), pratique ces applications d'argile associées au Bain dérivatif.

votre organisme. De plus, **le résultat sera durable**, alors qu'une teinture ne tient qu'un mois et des implants dix ans!

Combien de temps faut-il pour en voir les effets? Entre trois mois et cinq ans nous dit le coiffeur, «cela dépendra de votre histoire», ajoute-t-il. Si vous avez eu de nombreuses anesthésies, divers traitements, si vous avez fait des permanentes, des défrisages, des colorations et décolorations, selon votre âge aussi, cela sera plus ou moins long. Mais ce qui est sûr, c'est que l'on y arrivera. Yolande, quarante-quatre ans, en est une bonne illustration. Ses longs cheveux dont elle fait une natte sont entièrement blancs depuis qu'elle a trente ans. En trois ans de Bd, la repousse bien noire de ses cheveux atteint entre un et deux centimètres sur toute la tête. Selon un coiffeur qui fait le diagnostic du cheveu, c'est la présence de la partie abîmée du cheveu qui ralentit la pousse de la partie colorée. En coupant au fur et à mesure la partie blanche, la pousse colorée est plus rapide. C'est la combinaison alimentation intelligente, nettoyage par l'argile et Bd tous les jours qui permet les résultats les plus rapides et les meilleurs, mais toujours en fonction bien sûr de «votre histoire»!

Un monsieur de soixante-dix ans, vivant à Paris, avait les cheveux et la barbe intégralement blancs. En quelques semaines, il a vu apparaître (nous l'avons constaté *de visu* en conférence) un bon centimètre de couleur noire à la base des cheveux et de la barbe, aussi noir que lorsqu'il avait trente ans. Il faut savoir que ce monsieur a depuis toujours une hygiène de vie très saine et qu'il ne devait avoir de surcharges qu'à la tête. Il ne lui manquait que les Bd!

Les chirurgiens qui autopsient les cadavres à la morgue de Paris disent que depuis des années on trouve entre le crâne et le cerveau une couche noire et visqueuse faite des poussières, fumées, produits chimiques divers absorbés quotidiennement. Il y a soixante ans, ce n'était pas le cas ! Il y a bien là-haut de quoi asphyxier les cheveux, mais peut-être aussi le cerveau !

Les personnes qui avaient perdu tous leurs cheveux voient d'abord apparaître un duvet comme celui des bébés, parsemé de cheveux d'adulte. Ils peuvent pousser tout de suite dans la couleur d'origine (celle que vous aviez à trente ans) ou bien n'avoir que la racine colorée, ou même pousser entièrement blancs au début, là où il n'y en avait plus du tout. Ils se coloreront plus tard.

Il semble que rien ne montre mieux que le cheveu le travail du Bain dérivatif. Il existe à Strasbourg un laboratoire d'analyses médico-légal où se pratique l'analyse du cheveu. On sait maintenant, par ces analyses, quel médicament, quel produit chimique, quelles drogues vous avez absorbés et quand. Le cheveu permet de dater. On a même retrouvé de la cocaïne dans les cheveux de momies égyptiennes : leurs propriétaires « sniffaient-ils » ? En France, ces analyses sont très réglementées afin de protéger nos libertés. Mais elles peuvent permettre, dans un cadre médico-légal, de s'assurer qu'une personne suit un traitement.

Ce dépôt dans nos cheveux, des résidus de produits chimiques, ne peut nous laisser indifférents. Vu le nombre de maladies qui guettent notre cerveau, de la tumeur à la maladie d'Alzheimer en passant par celle de Creutzfeldt-Jacob, et jusqu'à ce que l'on nous prouve que nous avons eu tort, il serait peut-être raisonnable de faire régulièrement le ménage dans nos têtes avec le Bain dérivatif! Voilà bien un nouveau pari, d'autant plus intéressant que les effets du Bd sont visibles sur nos cheveux, qu'ils font disparaître les boules et les grosseurs sur la tête et qu'ils agissent de manière très intéressante sur notre mémoire et notre concentration. Mais **attention : nous ne prétendons absolument pas que les maladies citées ici peuvent disparaître avec le Bain dérivatif.** Mais qui peut nous empêcher de faire de la **prévention** avec une bonne alimentation, un bon usage du soleil [1] et des Bd? Surtout lorsque poussent de nouveaux cheveux, que la coloration d'origine peut réapparaître, même à quatre-vingt-six ans! C'est le cas de Marie-Amélie Jacquet qui était entièrement blanche depuis l'âge de soixante-dix ans et dont les cils, les sourcils et la racine des cheveux ont retrouvé la couleur châtain en deux ans, tandis que sa peau prenait un joli teint.

Notre tête étant la partie la plus précieuse de notre corps, nous serions bien avisés de ne pas attendre que la science, comme elle l'a fait pour le lait maternel, vienne nous dire, mais un peu tard, que nous avions raison !

Chimiothérapie

Attention : ceci est un accompagnement, un soutien pendant la chimiothérapie. C'est une aide très utile aux personnes dont la maladie n'est pas trop avancée, qui continuent de travailler ou gardent une vie relativement

---

1. *Le Soleil, aliment indispensable, op. cit.*, p. 60.

normale ou qui sont en arrêt maladie pour un traitement ponctuel. Cela ne s'adresse pas à des personnes épuisées par des années de maladie.

Le Bain dérivatif est une aide précieuse en cas de chimiothérapie. Afin d'aider à surmonter les problèmes de vomissements, de chutes de cheveux, d'épuisement, on peut appliquer simultanément tout ce qui suit :

– Bain dérivatif tous les jours. Soit une demi-heure avec de l'eau matin et soir, soit, plus facile, trois à quatre heures par jour de poche de gel ;

– argile verte illite [1] : une fois par jour durant 2 heures un cataplasme très épais sur le bas du ventre, bien centré. On peut mettre le cataplasme en même temps que la poche de gel ;

– une fois par jour, faire la « salade de fruits » France Guillain avec oléagineuses [2] ;

– prendre, avec l'aide du médecin, du magnésium naturel intensivement.

C'est la combinaison de tout ce qui précède qui est la plus intéressante et dont les effets sont mesurables sur le niveau des plaquettes et le degré de chimie dans le sang.

Constipation

La constipation est extrêmement répandue dans les pays industrialisés. Or, c'est sur la constipation que les effets du Bd sont le plus souvent les plus rapides,

---

1. *L'Argile, tout simplement*, *op. cit.*, p. 137.
2. In *Le Soleil, aliment indispensable*, *op. cit.*, p. 60.

pour ne pas dire immédiats. À condition toutefois que vous ne soyez pas déshydraté. Dans ce cas, prenez soin de boire un **très grand bol d'eau chaude** (sans rien dedans) **à jeun le matin**. Il est très exceptionnel qu'une constipation résiste au Bain dérivatif. Si tel est votre cas, il est probable que vous manquiez de fibres non solubles. Ce n'est pas en vous nourrissant de ratatouilles que vous réglerez le problème. Consommez légumes et fruits tous les jours mais ajoutez aux deux repas principaux **une** grosse cuillerée à soupe de légumineuses cuites (lentilles, pois chiches, haricots rouges ou blancs), céréales complètes. MASTIQUEZ parfaitement [1] !

Si vous avez des problèmes de constipation depuis longtemps, n'hésitez pas, au début, soit à faire des séances de 30 à 40 minutes de Bd avec de l'eau, soit à mettre des poches de gel 4 ou 5 heures par jour. On peut fractionner ce temps réparti sur la journée bien sûr !

Cou : raideur, douleurs

Les douleurs, raideurs du cou, doivent toujours être montrées au médecin. Si on vous dit que c'est l'âge, qu'il y a un peu d'arthrose ou que c'est d'ordre psychologique, le Bain dérivatif peut vous aider beaucoup. Vu sous l'angle du Bd, nous regardons les choses autrement. S'il y a un blocage en cet endroit, c'est, à nos yeux, parce que les graisses circulent mal dans cette partie du corps

---

[1]. *Mastiquer, c'est la santé* de France Guillain, Éditions Jouvence, 2002.

qui est un véritable goulet. Les ligaments qui tiennent les vertèbres, les os, les cartilages sont mal nourris, mal «nettoyés». Selon notre expérience, la pratique des Bd (poche de gel) associée à une alimentation intelligente et dans certains cas à des cataplasmes d'argile viennent à bout de tous ces problèmes. La tête retrouve alors sa souplesse et l'ensemble du corps aussi.

Lorsque le fascia ne fonctionne pas, ce qui est le cas d'une très grande partie de la population, des dépôts se forment au niveau du cou. Cela peut aller jusqu'à ce que l'on nomme la *bosse de bison* qui apparaît de plus en plus jeune. On voit malheureusement aujourd'hui des personnes de trente ans qui ont plusieurs centimètres d'épaisseur de gras à cet endroit. On a du mal à se tenir droit, la tête est plus souvent penchée en avant. Cela peut aussi s'accompagner d'un double menton. C'est le signe que de la graisse épaisse entoure déjà tous les organes, entraînant une fatigue générale. Il est donc important d'en soulager l'organisme, ce que l'utilisation des poches de gel permet vraiment ! Dans ce cas, il faut les utiliser au moins 4 ou 5 heures par jour.

D

Dents et gencives

C'est le dentiste qui surveille et soigne vos dents. Attention : les bactéries qui attaquent vos dents ou vos gencives sont en correspondance avec des maladies coronariennes, des maladies des artères, ainsi que des AVC (accident vasculaire cérébral : hémorragie cérébrale). Brossez-vous les dents après chaque repas et le soir avant de vous coucher. Donc tout problème dentaire doit absolument être correctement traité. N'oubliez pas que les dents sont très proches du cerveau !

Mais si vous êtes pris de névralgies dentaires et que vous ne pouvez, dans l'immédiat, joindre le médecin ou le dentiste, vous avez tout intérêt à faire de longs Bd avec de l'eau ou à mettre des poches de gel en continu (en changeant la poche de gel dès que vous ne sentez plus la fraîcheur !). Il vous faut alors posséder quatre à six poches de gel pour qu'elles aient le temps de se refroidir. La douleur partira assez rapidement, mais n'arrêtez pas les poches de gel. Cela vous soulagera et vous permettra d'attendre les soins. Si vous faites les Bd avec de l'eau froide, faites-les pendant 40 minutes et renouvelez l'opération toutes les 2 heures. N'attendez pas que la douleur revienne pour recommencer.

Si vous devez subir une extraction ou un travail dentaire, vous avez aussi intérêt à faire des Bd durant les deux semaines qui précèdent. Vous souffrirez beaucoup moins, vos gencives seront en meilleur état et vous récupérerez plus vite.

Si vos gencives saignent, si vos dents ont tendance à se déchausser, sans omettre le traitement du médecin, faites des Bd et consommez chaque jour la «salade de fruits» France Guillain [1], cela peut améliorer votre condition de manière spectaculaire !

Dépendance : tabac, alcool, café, sucre

On peut être dépendant du tabac, de l'alcool, de drogues illégales, mais aussi de sucre, de pain ou de sexe ! La dépendance se caractérise par le fait que l'on ne peut pas se passer de l'objet dont on dépend et que le manque entraîne des maux de tête, des douleurs, de l'irritabilité, empêche même de dormir.

Dans le premier ouvrage, *Les Bains dérivatifs* (Éditions Jouvence), le phénomène de dépendance est longuement décrit. Il est important d'en comprendre la mécanique afin de ne pas ajouter des problèmes de culpabilité à une situation qui est loin d'être facile. Dans les phénomènes de dépendance, il y a des facteurs sur lesquels il est possible d'intervenir. C'est le cas du stress. Ce n'est pas en pratiquant les Bd que vous stopperez net une dépendance. Mais cette pratique atténue momentanément le mauvais stress. Cela vous donne assez d'énergie pour reculer la prochaine cigarette ou la première tasse de café, à condition que vous en ayez décidé ainsi. Peu à peu, vous ferez diminuer l'importance de votre dépendance. Les Bd calment les douleurs

---

1. In *Le Soleil, aliment indispensable, op. cit.*, p. 60.

consécutives au sevrage de l'héroïne, permettent de normaliser le sommeil et l'appétit, de diminuer le stress et l'angoisse. Mais en aucun cas les Bd suffisent, à eux seuls, à vaincre une dépendance lourde.

Parmi les personnes qui ont décidé d'utiliser les Bd pour arrêter de fumer, certaines ont eu besoin d'un an, d'autres de trois mois. Il ne s'agit pas d'une technique faite pour arrêter de fumer. Mais dans la mesure où vous vous sentez en meilleure forme, il vous est plus facile d'agir. Dans *Les Bains dérivatifs* (Éditions Jouvence), le récit du sevrage de l'héroïne d'une adolescente montre bien comment le Bd peut aider à surmonter les gros problèmes que pose le sevrage d'une dépendance très grave. Dans ce cas, le Bd tout seul ne suffit pas, mais il aide considérablement.

Pour ce qui est du café et de l'alcool, nombreux sont celles et ceux qui témoignent en avoir moins envie ou même plus envie du tout au bout de quelque temps de pratique du Bd. Mais attention : pour l'alcool, nous ne parlons ici que de tendance à en prendre tous les jours et non de dépendance lourde !

Douleurs

La douleur est un signal, un appel du corps. Elle nous est envoyée par le cerveau par un petit noyau. Si ce noyau est détruit, on peut vous couper le bras, vous ne sentez rien. Il existe des bébés qui naissent avec l'incapacité de sentir la douleur, ce qui est extrêmement dangereux pour eux : s'ils se cassent le bras, ils ne pleurent pas et peuvent mourir d'une hémorragie interne. Il existe aussi des adultes qui, à la suite d'un traumatisme crânien, ont le même dysfonctionnement. Ces personnes n'éprouvent plus plaisir ni douleur et doivent être surveillées aussi en permanence car elles peuvent se brûler ou se blesser sans rien sentir.

Il nous faut donc considérer la douleur comme un avertissement nous signalant que là où l'on a mal, il y a quelque chose à soigner. Il n'est pas prudent de mépriser nos douleurs. Si le médecin ne détecte rien qui corresponde à notre douleur, le plus simple est de faire notre possible pour assainir, nettoyer, régénérer l'ensemble du corps. Rectifier l'alimentation, utiliser de l'argile et la lumière solaire, faire des Bains dérivatifs. Bien souvent, la douleur précède de très loin, parfois de plusieurs années, le problème qu'elle annonce. On nous dit parfois que c'est psychologique ou imaginaire. Le plus souvent, on nous propose de quoi calmer la douleur immédiatement par l'administration de médicaments ou parfois de massages. Mais cela ne règle pas le problème car la douleur réapparaît.

Ces douleurs peuvent être musculaires, articulaires, douleurs de dos ou de ventre, ou plus profondes. Bien sûr, on les signale au médecin. Mais lorsque, après investigations, il ne vous reste que les calmants pour masquer la douleur, il est très intéressant d'essayer les Bains dérivatifs.

Si vous n'êtes pas convaincu, faites l'essai un jour où vous avez bien mal à la tête ou lors de névralgies. Faites soit une demi-heure de Bd avec de l'eau, soit mettez des poches de gel. Vous verrez votre douleur disparaître en une demi-heure environ, parfois avant. Mettez des poches de gel quelques heures ce jour-là, plus s'il s'agit de névralgies, même si vous n'avez plus mal. Le mieux est de continuer les poches de gel tous les jours à raison de trois heures par jour pour que les douleurs ne reviennent pas. **N'oubliez pas que ce qui n'est pas *normal*, c'est d'avoir en permanence le périnée et le sexe au chaud !**

Plus vous prendrez l'habitude de pratiquer le Bd, moins vous aurez de douleurs. Pourtant, le Bain dérivatif ne masquera pas quelque chose de grave qui nécessite des soins. Si vous avez mal au foie et que vous ne le soignez pas, vous aurez beau faire des Bd, la douleur ne s'en ira pas. Il peut même arriver que vous ayez eu mal au foie il y a longtemps, que rien n'ait pu être diagnostiqué médicalement à ce moment-là. Puis la douleur a disparu. Vous faites des Bd et la douleur réapparaît. Il faut alors retourner voir le médecin. Si ce dernier ne détecte rien, il est alors important d'agir sur l'alimentation, peut-être faire des cataplasmes d'argile verte illite sur le bas du ventre (et non pas sur le foie !) et faire des Bd tous les jours avec la poche de gel. Il s'agit peut-être d'une simple surcharge autour du foie que l'ensemble de ces mesures éliminera, faisant de nouveau disparaître la douleur.

Même si le déclencheur de la douleur est psychologique (un chagrin, un deuil, des relations difficiles), dites-vous que cette douleur ne se déclenche pas sur une partie saine du corps, mais là où il y a des surcharges. Vous pouvez agir sur le psychisme bien sûr, mais ici, nous agissons sur la partie mécanique, car l'un ne va pas sans l'autre [1].

Les douleurs des règles peuvent elles aussi être, soit évitées (préventivement), soit éliminées pendant les

---

[1]. Lire *De la parole comme d'une molécule*, Dr Boris Cyrulnik, Éditions Odile Jacob, 1991.

règles, avec le Bain dérivatif. Louis Kuhne disait que l'on ne faisait pas de Bd pendant les règles. Il ne connaissait pas la pilule et n'était pas une femme. Le Bd remplace le fait de marcher avec le périnée au frais (par exemple nu sous un sarong). Qu'est-ce qui empêche de le faire pendant les règles ? C'est donc au choix absolu de chacune ! Certaines apprécient, d'autres pas du tout !

Lorsque vous faites disparaître une douleur, surtout n'arrêtez pas dès la disparition de celle-ci, continuez au moins quinze jours.

Si vous faites partie de celles ou ceux qui ont régulièrement des **maux de tête** et que personne n'y peut rien depuis des années, il vous faudra peut-être plusieurs mois avant de vous en débarrasser pour longtemps. Si vous pratiquez les Bd tous les jours, il est très probable que les maux de tête disparaîtront à tout jamais. J'en ai fait l'expérience, ayant eu, l'année de mon bac (que j'ai eu !), une méningite virale et la typhoïde à quelques mois d'intervalle. Ces deux maladies touchent bien la tête ! À la suite de quoi, j'avais tous les mois trois jours de maux de tête à se taper contre les murs ! Et le médecin m'avait dit de ne surtout pas abuser des médicaments contre les maux de tête ! C'est le Bain dérivatif seul qui m'a débarrassée de ce fléau définitivement !

Rira bien qui rira le dernier ! On s'est longtemps beaucoup moqué de cette méthode lorsque j'osais en parler. Maintenant bien des rieurs de mon âge sont partis, emportés par l'abus de tabac, d'alcool, d'une alimentation industrielle. Ils étaient de bons amis et je suis sûre que là où ils sont, ils me soutiennent dans mon désir de faire connaître ces moyens si simples et efficaces de se maintenir en bon état.

E

Eczéma

L'eczéma est une de ces manifestations cutanées qui laissent très désemparé. À mes yeux, il n'est rien de plus qu'un *fascia sale*, dont les graisses contiennent des produits indésirables. Non seulement l'eczéma est inconfortable et parfois irritant ou douloureux, mais il est inesthétique. Imaginez le désarroi d'une maman d'un bébé de trois mois, rouge violacé de la tête aux pieds, un bébé qui n'arrive même plus à pleurer tant il est résigné. J'ai vu plusieurs fois de telles mères venir me voir en pleurs. L'une d'elles sortait directement de chez le pédiatre et conduisait son aîné en classe. Elle fondit en larmes : « Le médecin m'a dit que c'est un problème de relation à la mère ! "Il faut que vous cherchiez de votre côté !" » Vingt ans plus tôt, un autre médecin m'avait déclaré au sujet de ma propre fille : « Elle manifeste par là sa colère de n'être pas enfant unique, d'être obligée d'avoir des sœurs. Ça arrive souvent au quatrième enfant ! » D'abord elle n'était que la troisième, cher monsieur, ensuite aurais-je dû jeter à la mer par-dessus bord mes autres enfants afin de libérer mon bébé de quatre mois de son eczéma [1] ?

Lorsque l'on sait que la réponse peut se trouver dans les Bains dérivatifs, cela laisse rêveur ! Combien de temps continuera-t-on à culpabiliser les mères quand on ne

---

[1]. Je tiens à préciser ici que ma fille était entièrement allaitée, que je ne consommais pas de produits laitiers et que je mangeais bio et très équilibré !

trouve pas la pilule ou la pommade miracle qui supprime l'eczéma ? Ayant moi-même totalement vaincu celui de ma fille [1] qui n'épargnait pas le moindre centimètre carré de son pauvre petit corps craquelé et suintant, je me suis maintes fois entendu dire : « C'est de la chance, souvent ça disparaît en grandissant ! » Non ! Mon père ayant toujours été sujet aux crises de ce genre, je savais tout de même ce que risquait ma fille ! Mais admettons que ces personnes aient eu raison ! Ce n'est pas le cas de Claire qui habite Nice, une ville de soleil dont elle n'a malheureusement jamais pu profiter jusqu'à vingt-quatre ans, car son eczéma, apparu lorsqu'elle était bébé, n'avait jamais cédé aux divers traitements, y compris psychologiques ! Jusqu'en ce mois d'avril 1997 où une amie lui a fait découvrir le Bain dérivatif. Au début, Claire, qui avait tout essayé, qui ne pouvait que cacher en permanence ses bras, ses jambes, ne pouvait pas se mettre en maillot sur la plage, était donc incrédule. Elle finit par admettre qu'après tout, elle ne risquait pas grand-chose à essayer, sauf perdre un peu de temps. (Il n'y avait pas encore de poches de gel, ce qui lui aurait bien facilité la tâche !) Elle se mit donc aux Bains dérivatifs qu'elle pratiqua tous les jours d'avril 1997 à mai 1998, date à laquelle elle put pour la première fois de sa vie se promener bras et jambes nus, mettre un maillot de bain, profiter de la plage avec ses amis. Personne ne peut dire ici qu'il s'agit d'une chance, d'un hasard, qu'elle était à un âge où cela peut s'arrêter tout seul, que c'était parce qu'elle y croyait ! Un an de croyances, c'est un peu long à vingt-quatre ans !

---

1. Le récit détaillé de cette expérience figure dans *Les Bains dérivatifs*, *op. cit.*, p. 13.

Claire n'est pas la seule bien sûr à avoir obtenu des résultats. Elle ne les a pas volés non plus car elle a persévéré et pratiqué les Bd tous les jours avec de l'eau sans se décourager lorsque la crise revenait quelquefois un peu plus forte. Elle est allée jusqu'au bout et maintenant, les Bd sont entrés dans sa vie comme la douche quotidienne ou la brosse à dents. Exactement comme pour celle de mes filles qui a eu le même problème. Car le Bd relève de l'hygiène corporelle la plus élémentaire.

Excroissances diverses

Verrues, verrues plantaires, granulations, aspérités, grosseurs diverses (kystes, lipomes, grains de beauté nouvellement apparus) peuvent disparaître avec la pratique du Bain dérivatif. Il appartient au médecin de vérifier que ces grosseurs ont bien disparu.

Si vous avez compris le processus de fonctionnement des Bains dérivatifs, à savoir la circulation permanente et continue des graisses, il n'est pas difficile d'imaginer qu'une verrue n'est pas le résultat d'une génération spontanée de cellules. Si elle est due à un virus, la matière qui forme la verrue ne peut provenir ni de nos chaussettes, ni de nos chaussures, ni de nos os ou de nos muscles. Elle vient fort probablement de matières qui stagnent dans les fascias qui se trouvent en cet endroit. Le cas des verrues plantaires est très significatif. Les personnes qui portent des chaussures, pour la plupart, ne font pas travailler les muscles de leurs pieds comme il le faudrait. C'est pourquoi il y a aujourd'hui tant de pieds déformés, et l'on constate que ces déformations s'installent dès l'âge de trois ans chez bien des enfants européens ! Des pieds normaux sont plus larges devant qu'au talon, les doigts de pieds sont en éventail, posés détendus au sol, ils ne se touchent pas. Ils agrippent le sol, ils sont capables de ramasser un objet à terre, ce qui évite de se courber et de se faire mal au dos. Cela vous fait rire ? Ne soyez alors pas surpris de tous les maux qui touchent les pieds et les jambes, voire même la silhouette. Les fascias sont souvent très encombrés du côté des pieds et des chevilles. C'est pourquoi le Bain dérivatif, en activant leur fonction, peuvent non seulement faire disparaître une verrue plantaire, mais il n'y aura pas de récidive lorsque la région sera bien nettoyée de l'intérieur, contrairement à ce qui se passerait si l'on brûlait ou extrayait la verrue.

Au regard des Bains dérivatifs, toutes les excroissances peuvent être vues comme des sortes de « bulles », de petites « hernies » dans le fascia qui peuvent se produire à la suite d'un choc physique, mais aussi sous l'effet de la crispation du fascia lors d'un stress ou d'un choc psychologique. D'ailleurs, un choc psychologique très important peut, en crispant violemment le fascia qui passe entre le cuir chevelu et la boîte crânienne, nous faire blanchir tous les cheveux en quelques heures. Ce fut le cas d'une amie à qui l'on avait enlevé son enfant de trois ans contre une forte rançon : malgré ses trente ans, en une nuit, elle avait totalement blanchi !

Même les animaux sont capables de fabriquer des lipomes ou boules de graisse sous l'effet du stress. J'ai dépecé beaucoup d'animaux dans ma vie de navigatrice, animaux sauvages ou d'élevage qui nous servaient alors de nourriture là où légumes et fruits manquaient cruellement. J'ai donc eu maintes occasions de constater ces phénomènes.

Il n'est pas certain que toutes ces « bulles » dans le fascia puissent disparaître sur tout le monde. Mais la fréquence de leurs disparitions est telle que cela vaut toujours la peine d'essayer plusieurs mois. Si elles ne sont pas expulsées, le danger est qu'elles durcissent et se compactent en vieillissant. Elles grossissent et le corps les irrigue de vaisseaux sanguins, ce qui les rend dangereuses, seul le médecin ou le chirurgien peuvent décider de leur sort. Le Bain dérivatif peut aider considérablement, mais il ne remplace pas une chirurgie urgente !

Extrémités froides, chaudes

On dit souvent que les extrémités froides sont le résultat d'une mauvaise circulation du sang. Et il n'est pas impossible que les deux phénomènes soient simultanés. Si l'on regarde ce problème selon notre hypothèse, c'est l'absence de bonnes graisses circulant en continu dans les fascias qui entourent les muscles des mains et des pieds qui est responsable du refroidissement ou au contraire de la transpiration excessive. N'oublions pas que seules les graisses fluides peuvent nous protéger du chaud comme du froid.

Nombreux sont aujourd'hui les témoignages de personnes qui n'ont plus les extrémités froides grâce à la combinaison d'une alimentation intelligente et de la pratique du Bain dérivatif. Vous ne risquez rien à essayer. La sensibilité au froid ou l'excès de chaleur et de transpiration sont à considérer de la même manière : une mauvaise isolation thermique liée au manque de bonnes graisses fluides.

F

Fatigue

Il y a diverses sortes de sensations de fatigue.

– Vous venez de faire du sport, vous êtes fatigué ? Vous avez besoin de repos, de vous allonger, de vous détendre, de dormir peut-être. C'est une fatigue normale, saine après l'effort. Parfois, il suffit de changer d'activité pour ne plus sentir la fatigue. Lorsque, au Vanuatu, je rentrais de quatre heures de cheval dans la brousse pour déplacer les troupeaux de charolaises, une demi-heure de natation libre et tranquille dans la mer à trente degrés me remettait de ma fatigue. Un Bain dérivatif avec l'eau de trente minutes ou l'utilisation durant une heure de poches de gel ôte aussi la fatigue musculaire [1]. Si vous faites du sport à l'heure du déjeuner, l'idéal est de reprendre votre travail assis sur une poche de gel, cela vous évitera le « coup de barre ». Attention, nous ne le redirons jamais trop, ne cherchez pas à tout prix une équivalence de durée entre Bain dérivatif avec l'eau et poches de gel. Faites des essais.

– Vous faites les Bd depuis peu, et, le soir, lorsque vous vous couchez, au lieu de lire durant une heure comme d'habitude, vous n'y arrivez pas, vous vous endormez tout de suite. Vous pensez alors que le Bd vous épuise. Vous n'êtes pas plus fatigué : votre corps répond tout simplement de nouveau aux commandes.

---

1. En aidant le fascia à pomper et à éliminer l'acide lactique.

Vous le couchez, il s'endort, ce qui est normal. Si vous voulez lire, restez assis dans un fauteuil.

– Vous sortez du travail et vous êtes fatigué ? Si le travail vous plaît, que les collègues sont sympas, vous avez seulement besoin de repos. Une poche de gel ou deux (l'une après l'autre !) vous remettront en forme. Si le travail ne vous plaît pas ou que les relations au travail sont éprouvantes, vous avez une grande fatigue nerveuse, le fascia est recroquevillé. Des poches de gel et éventuellement une bouillotte chaude sur le foie vous feront le plus grand bien en forçant le fascia à se détendre.

– Le matin, vous vous réveillez fatigué, vous aimeriez rester au lit, vous n'aimez pas qu'on vous parle, il vous faut un grand café pour émerger : une poche de gel au réveil vous aidera beaucoup, mais veillez aussi à la qualité de l'alimentation et en particulier du petit déjeuner. L'hypoglycémie est génératrice de grande fatigue. Elle est favorisée par la consommation excessive de sucres rapides (sucre blanc ou brun, farines blanches et pâtes blanches qui se comportent, à terme, comme des sucres).

– Toute la journée vous traînez votre fatigue : si c'est passager, vous avez besoin de dormir, de Bd et d'une bonne alimentation. Si c'est chronique, vous devez voir le médecin et vous aider avec les Bd et l'alimentation, et probablement prendre des bains de soleil, du vrai soleil, surtout en hiver !

– Vous êtes très fatigué en permanence : voyez le médecin.

– Vous êtes grippé au fond de votre lit, incapable de lever un bras ou une jambe. Vous vous sentez épuisé. Le médecin s'occupe de vous. Demandez que l'on vous apporte une poche de gel bien fraîche à mettre dans votre slip, cela vous aidera beaucoup.

– Vous êtes un très grand malade depuis longtemps, sans aucune force, vous avez du mal à marcher, à vaquer à vos occupations. Ne faites pas de Bain dérivatif, veillez à votre alimentation. Il va de soi que vous êtes suivi par le médecin !

– Vous êtes fatigué parce que vous êtes déprimé. Faites-vous aider par des personnes compétentes et dont c'est le métier, mais aidez-vous vous-même avec les Bains dérivatifs et une alimentation saine, vivifiante.

– Enfin, si vous devez faire la fête, danser toute la nuit et vous coucher deux heures avant de vous lever pour reprendre le travail, mettez une poche de gel avant de vous endormir, mettez-la sans slip pour qu'elle tombe toute seule lorsque vous dormirez. Puis, dès le réveil, mettez une poche de gel et renouvelez-la jusqu'au moment de partir travailler. Vous passerez une bonne journée sans « piquer du nez », vous dormirez plus tôt le soir suivant, mais vous ne traînerez pas lamentablement pendant trois jours, même si vous avez soixante ans. Vous n'y croyez pas ? Vous avez l'intention de vous arrêter de vivre à soixante ans ?

Fibromyalgie

On appelle fibromyalgie une maladie mal identifiée qui se manifeste par des douleurs qui changent de place dans le corps sans cesse et peuvent devenir invalidantes, empêchant de travailler. Les personnes qui en sont victimes ne trouvent pas de traitements médicaux appropriés. Or, depuis quatre ans, plusieurs personnes ont clairement amélioré leur vie, supprimé la majeure partie de leurs douleurs en combinant les utilisations de l'alimentation, de l'argile, de la lumière solaire et du Bain dérivatif. C'est un programme, mais un programme efficace, peu onéreux et pas dangereux. La seule utilisation de la poche de gel fait déjà du bien et vous encouragera à utiliser les autres éléments de cette méthode.

G

Gencives

Si vos gencives saignent, les Bd en viendront le plus souvent à bout. Cela se produit parfois lors d'une grossesse. Voir aussi la rubrique « Dents ».

Gorge

Voyez la rubrique « Angines ». Un bon conseil, dès que vous sentez quoi que ce soit d'anormal dans la gorge, faites des Bd et consultez le médecin.

H

Hémorroïdes

En cas de crise d'hémorroïdes, mettez un glaçon enveloppé dans un mouchoir en papier directement sur la partie douloureuse et mettez ensuite des poches de gel. Ne soyez pas étonné si le lendemain les hémorroïdes saignent abondamment. Ce sera en principe indolore. Il arrive que des hémorroïdes apparaissent lors d'un accouchement. Encore une fois, il ne faut pas arrêter les Bd dès que le problème a disparu, il faut continuer durant deux semaines au moins, l'idéal étant de faire des Bd tous les jours toute la vie.

Hérédité

On parle souvent de l'hérédité comme d'une fatalité. On dit aussi souvent « c'est génétique ». Sachez d'abord que l'on hérite souvent de modes de vie qui produisent aux mêmes âges les mêmes effets. Ensuite que nous avons souvent une tendance très profonde et inconsciente à reproduire les modèles que nous avons eus, pour la grande majorité, de nos parents. Mais cela fonctionne de la même manière, y compris en ce qui concerne les pathologies, avec les enfants adoptés ! Sachez aussi que l'on a découvert au Mexique, dans la Sierra Madre del Sur, un village où toute la population porte les gènes du diabète sans que personne ne souffre de cette maladie. Ces Indiens ont une vie et une alimentation saines. Oui, nous avons une hérédité et des gènes. Mais nous sommes également des êtres, pour la grande majorité, libres d'en tirer le profit que nous voulons. Les Bains dérivatifs, l'alimentation, une bonne connaissance de l'argile et du soleil sont des moyens simples et à la portée de chacun pour faire bon usage de notre liberté. Si nous devions qualifier d'une seule phrase les bénéfices du **Bain dérivatif**, on pourrait dire qu'il est un **moyen simple et naturel de nous sentir libres**. De ne plus nous sentir victimes d'une fatalité, de ne plus craindre le couperet injuste de la maladie. **Le Bd nous rend très responsables du bon fonctionnement de notre corps**.

Herpès

Plusieurs personnes disent avoir moins ou plus du tout de crises d'herpès depuis qu'elles pratiquent les Bains dérivatifs. L'une de mes filles a eu, à l'âge de quinze ans, un herpès très caractérisé surveillé par le médecin. Parallèlement, elle a eu des applications d'argile et surtout des Bd. Contrairement à ce qui était prévu, étant donné la réputation d'irréversibilité de l'herpès, elle n'a jamais eu de récidive et cela depuis plus de dix ans. Vous pouvez toujours essayer, cela ne coûte rien !

I

Incontinence

Les petites fuites d'urine à la toux, au rire ou qui se produisent lorsque vous courez ou sautez en jouant au volley par exemple, sont parfois liées à la faiblesse des sphincters. Cette légère incontinence est souvent associée à une faiblesse des muscles de la vulve, ce qui ne rend pas la vie très réjouissante. Six millions de personnes en France souffrent d'incontinence urinaire à des stades divers. Il existe même une association (AAPI) qui centralise les connaissances sur les divers traitements. La Sécurité sociale rembourse les séances de rééducation des femmes qui viennent d'accoucher. De plus en plus de kinésithérapeutes spécialisés dans la rééducation périnéale viennent participer à des stages pour se former à la pratique des Bd, car les patientes sont de plus en plus nombreuses à les utiliser. Il n'y a aucun doute que le Bd produit des effets positifs, bien souvent dès le troisième jour de pratique. Bien sûr, si vous arrêtez le Bd dès les premiers résultats, l'incontinence reprend. Il faut continuer et le plus simple est d'utiliser les poches de gel pendant plusieurs mois. Si vous avez eu des épisiotomies, vous aurez intérêt à faire beaucoup de Bd. La poche de gel est vraiment un objet précieux pour une mère et on ne compte plus le nombre de femmes qui apprécient la pratique du Bain dérivatif.

Bien sûr, certaines incontinences, suite à des opérations diverses, ne relèvent absolument pas du Bain dérivatif !

Insomnie

Le manque de sommeil est préjudiciable. Mais un sommeil perturbé n'est guère meilleur. On sait aujourd'hui qu'un sommeil perturbé risque de troubler les mécanismes de régulation du sucre dans le sang, augmentant ainsi les risques d'un diabète de type 2 [1]. Le plus important est la qualité du sommeil. Il vaut mieux quatre heures d'un sommeil profond réparateur que huit heures de mauvais sommeil. Par ailleurs, le temps de sommeil nécessaire varie tout au long de la vie et diminue généralement avec l'âge. Certaines personnes n'ont besoin que de quatre heures de sommeil la nuit et font une sieste dans la journée, d'autres personnes ont besoin de six heures. Pendant des milliers d'années, l'homme a dormi comme les animaux, prêt à bondir et à réagir au moindre bruit, à la moindre odeur suspecte, afin d'assurer sa sécurité. Ce phénomène n'est pas si lointain puisque les paysans dorment avec une oreille pour la vache qui va vêler et une autre pour le bruit du vent qui annonce la pluie ou le renard qui vient visiter le poulailler. Les navigateurs dont je fais partie ne peuvent guère s'offrir plus de deux heures d'affilée et dorment par petits sommes de vingt minutes, juste le temps qu'il faut à un cargo aperçu à l'horizon pour arriver sur vous avec le risque de vous couler si vous ne l'avez pas vu venir. Les mamans, dont je fais aussi partie avec mes cinq enfants, dorment avec la capacité permanente de réagir au moindre souffle de travers de leurs enfants. On

---

1. Étude faite à Chicago in *Science et Vie*, mars 2008.

y survit très bien et on se sent en pleine forme si les périodes de sommeil profond sont de bonne qualité. Il est bien connu des services de santé que c'est au moment où les femmes élèvent leurs jeunes enfants qu'elles sont le moins malades. Elles sont pourtant loin des six ou huit heures d'affilée qui seraient, selon certains, réparatrices d'une journée de labeur !

Certaines personnes, au début de leur pratique du Bd, se plaignent de ne plus dormir. De se réveiller une ou deux heures plus tôt le matin, mais en pleine forme. Par ailleurs, elles ne sont pas fatiguées dans la journée. En réalité, dormant d'un sommeil plus profond et plus réparateur, elles ont besoin de moins de sommeil. Les mamans de jeunes enfants apprécient beaucoup ce temps supplémentaire à leur disposition. Ce qu'il ne faut pas faire, c'est rester dans son lit quand on ne dort pas. Il y a mille choses passionnantes à faire chaque jour et chaque nuit, plutôt que de tourner et se retourner dans son lit. Sachez aussi que si votre activité est très réduite, si vous n'avez pas de dépenses physiques ou intellectuelles suffisantes chaque jour, vous avez besoin de moins de sommeil. Il vous faut peut-être marcher plus, trouver une ou plusieurs occupations intéressantes. Les occasions ne manquent pas autour de nous !

Il faut donc savoir qu'il n'y a pas de tarif ou de barème de sommeil. Chaque personne, selon le pays où elle vit, la saison, son activité, sa constitution, a des rythmes et des besoins de sommeil différents. À chacun de nous de trouver ce qui nous convient le mieux à un moment donné de notre vie. Pour ma part, si à vingt ans j'étais une véritable marmotte, les enfants et vingt-deux ans de navigation transocéanique m'ont habituée à des nuits de quatre heures maximum, avec de temps en temps une sieste de vingt minutes dans la journée.

Le Bain dérivatif a pour effet de rendre le sommeil très profond et très réparateur. C'est une aubaine pour les mamans qui doivent se lever plusieurs fois dans la nuit, car elles récupèrent beaucoup mieux lorsqu'elles utilisent des poches de gel dans la journée. Il est possible aussi de mettre une poche de gel pour se rendormir : dans ce cas, on la met sans slip pour qu'elle s'en aille facilement afin de ne pas se réchauffer et renvoyer de la chaleur au corps.

Je ne compte plus le nombre d'incrédules qui, désespérés de ne pas dormir, se sont mis au Bd et ont dû avouer un peu dépités : « Je n'y comprends rien, mais ça marche ! »

J

Jambes

Jambes lourdes, fourmillements, gonflements, varices, veinules bleues, « sans repos », touchent les hommes et les femmes. Comme les femmes portent des collants, des sous-vêtements trop serrés, des vêtements qui compriment, des chaussures qui empêchent la voûte plantaire et les orteils de faire leur travail de « pompe retour » du sang veineux, elles sont plus souvent victimes de ces maux. Mais bien des hommes ont des varices.

Si le Bain dérivatif agit de manière certaine sur ces problèmes, il faut savoir que c'est un travail de longue haleine. Si on vous a ôté une saphène, il n'y a pas de problème. Si on vous a ôté plusieurs veines, il est possible que vous ayez des picotements désagréables. Si vos jambes sont capables de marcher des kilomètres, vous pouvez sans aucun problème faire des Bd. Si vous avez du mal à marcher ou si vous avez été opéré à maintes reprises des veines, utilisez la poche de gel bien enveloppée le plus possible. Mais n'oubliez pas que le Bain dérivatif ne fait que remplacer le fait de marcher le bas du corps nu quand il fait chaud.

D'une manière générale, vous aurez un soulagement dès les premières semaines. Mais il vous faudra persévérer un an au minimum pour faire disparaître les veines bleues, pour défaire les torsades. On voit là tout l'intérêt de la poche de gel qui permet, dans notre vie moderne, une pratique tellement plus régulière.

Les veinules pâliront peu à peu jusqu'à disparaître complètement. Pour accélérer le processus, il faut veiller à boire de l'eau chaude le matin à jeun, consommer beaucoup de fruits et de légumes, des céréales complètes et des légumineuses modérément et suffisamment de bonnes huiles de première pression à froid chaque jour. Il faut veiller à porter des sous-vêtements et des vêtements qui ne « marquent » pas la peau, qui ne compriment pas le corps pour que liquides du corps et graisses fluides circulent librement. Otez vos chaussures à chaque fois que c'est possible, portez des semelles qui obligent le pied à travailler correctement. Entraînez-vous à ramasser des objets avec les orteils, marchez pieds nus sur le sable sec et mou, sur des graviers doux ou dans l'herbe.

Surtout, faites beaucoup de Bd, avec de l'eau au moins deux fois par jour une demi-heure ou avec des poches de gel, les poches de gel étant aussi efficaces que l'eau si on les utilise plusieurs heures chaque jour.

Vous trouvez que tout cela est long et astreignant ? Que vous propose-t-on de mieux ? Cette méthode est efficace et sans aucun danger. De plus, nous consacrons vingt ans ou plus à manger n'importe comment, à négliger notre corps et nous voudrions régler les problèmes d'une vie en quelques jours ? Aucune gélule, aucune poudre, aucun liquide n'a la capacité d'apporter le même confort durable.

M

Malaise cardiaque

Évidemment, le premier geste consiste à appeler les secours. Mais vous pouvez aussi sauver une vie en mettant immédiatement une grosse poche de gel (ou deux poches de gel ensemble) ou une poche de glace à l'entrejambe, contre le périnée et le sexe, par-dessus les vêtements : inutile de déshabiller la personne. Cela permettra d'attendre les secours et parfois de remettre la personne sur pied avant leur arrivée.

Mémoire

Si vous commencez à attribuer vos problèmes de mémoire à l'âge, que votre concentration diminue, commencez par consulter votre médecin. En effet, notre mémoire est tributaire du bon fonctionnement de notre corps. Pour une bonne mémoire, une bonne capacité d'attention, il faut une bonne vue, des oreilles qui entendent, un bon odorat, des papilles sensibles, un toucher fin et plein de bonnes huiles [1] dans nos cellules. Des huiles alimentaires simples comme colza, olive, noix, sésame, arachide, mais crues et de première pression à froid, donc essentiellement bio. Ces huiles ne doivent pas être avalées ni bues mais mastiquées avec les aliments.

---

1. *La Nouvelle Diététique du cerveau*, *op. cit.*, p. 30.

Bien évidemment, il faut que tout cela circule dans un corps en bon état. C'est là le travail du Bain dérivatif.

La plupart des personnes qui se mettent au Bain dérivatif témoignent rapidement d'une meilleure concentration, d'un meilleur rendement intellectuel.

Les étudiants, les enfants qui sont à l'école et pratiquent les Bd (le plus souvent en s'asseyant sur des poches de gel en faisant leurs devoirs) se rendent compte d'eux-mêmes qu'ils mémorisent beaucoup mieux ainsi, qu'ils se concentrent mieux sur leur travail, qu'ils sont dans des conditions physiques et intellectuelles bien meilleures lorsqu'ils pratiquent les Bd. Lorsque Flavie voit sa fille de treize ans faire ses Bd et réclamer au petit déjeuner la fameuse salade de fruits aux oléagineuses, elle sait que cette dernière a des contrôles prévus pour la semaine qui suit ! En période d'examens et de concours, pour les longues nuits de révisions, faites à vos enfants la salade de fruits aux oléagineuses et conseillez-leur les Bd. Ce sera bien plus efficace que tout ce qu'ils pourront avaler et beaucoup moins dangereux que du café ! Vos enfants trouveront facilement sur Internet des forums où des ados échangent avec bonheur sur le Bd !

Pour travailler tard le soir, il est intéressant de s'asseoir sur une grosse poche de gel et d'en mettre une dès le réveil le lendemain matin. La bonne forme physique et intellectuelle vaut la peine d'essayer !

Ménopause

Les problèmes dits de ménopause sont largement évoqués dans le chapitre sur les graisses fluides, à la septième fonction. Il n'y a aucun doute que tous les inconvénients de sécheresse des muqueuses et de la peau, les bouffées de chaleur et l'embonpoint disparaissent avec une alimentation intelligente et des Bains dérivatifs. Les témoignages positifs sont si nombreux que, depuis plus de vingt ans, les gynécologues et les médecins sont de plus en plus nombreux à les recommander. Mais attention : il faut impérativement la combinaison alimentation et Bd [1] !

---

1. *Le Soleil, aliment indispensable*, op. cit., p. 60, *Soyez bien, mangez bio !*, *Nous sommes tous beaux*, op. cit., p. 41.

P

Poids et volume : trop maigre, trop gros

Le Bain dérivatif régule le poids et le volume du corps

Le Bd amincit ceux qui sont trop volumineux et donne du poids et du volume à ceux qui sont trop maigres. Mais il est en général bien plus facile de perdre du volume que d'en gagner. Le Bd remet simplement le corps dans l'état où il doit être.

Ne confondons pas poids et volume

C'est tout simplement la différence de volume entre un kilo de plumes et un kilo de plomb. Imaginez deux bouteilles d'eau de la même marque, de la même taille. L'une est pleine, l'autre est vide. Celle qui est pleine est très lourde, celle qui est vide très légère. La bouteille pleine pèse 1 750 grammes, la bouteille vide 250 grammes. La bouteille pleine **est 7 fois plus lourde** que la bouteille vide. Pourtant, **elle n'est pas 7 fois plus grosse** ! Elles ont exactement les mêmes mensurations, le même volume, la même silhouette, elles peuvent porter les mêmes *fringues* ! Il n'y a aucun doute que la bouteille pleine est la plus intéressante pour nous ! Cette image symbolise à mes yeux l'idéal pour le corps humain : être **le plus lourd possible avec un corps le plus mince possible** en fonction de notre ossature[1]. Avoir des os lourds,

---

[1]. Il y a en France un médecin endocrinologue qui a très bien analysé ce phénomène, le Dr Jean Minaberry, auteur de *Maigrir, Eau, Feu, Lipides, Liquides, op. cit.*, p. 42.

des muscles pleins et lourds et seulement des graisses fluides, pas de graisses épaisses d'humains d'*élevage industriel*! Il faut avoir un corps très dense. Ce qui nous intéresse, ce sont nos mensurations, pas notre poids! Lorsque les mensurations sont correctes, le poids n'est jamais trop élevé. C'est alors le manque de kilos qui peut nous porter préjudice : manque de force, de résistance.

Pardonnez d'insister lourdement sur ce sujet : il y a beaucoup trop de gens qui confondent poids et volume, qui associent systématiquement le poids au volume. Qui n'arrivent pas à intégrer l'idée qu'un kilo de plus sur la balance n'est pas forcément un centimètre de plus au tour de taille. Que cela peut même être le contraire! Cette vaste confusion est faite jusque dans les cabinets médicaux où l'on ne surveille que le poids inscrit sur la balance. Même l'indice de masse graisseuse, calculé lui aussi à partir d'études statistiques (taille, poids, âge) qui ne sont donc que des moyennes et ne prennent pas de manière exacte compte des os et des muscles de chacun, ne rend compte qu'imparfaitement de la bonne répartition graisses, muscles, os. Que dire encore du tour de taille qui doit devenir inquiétant au-delà de X centimètres! Bien sûr, il faut quelques outils, quelques nombres repères et le praticien consciencieux affinera ces informations. Mais le besoin de faire toujours plus vite dans un temps toujours plus court ne favorise pas cette démarche. Une confusion qui va à l'encontre du bon fonctionnement du corps. Une confusion qui conduit trop de femmes en particulier vers un amaigrissement et des carences préjudiciables au travers de régimes successifs toujours carencés, même pour ceux qui semblent les plus équilibrés mais manquent cruellement d'huiles de qualité en quantité suffisante. L'idée que l'huile fait grossir a la vie dure ! On l'entend tous les jours ! Or l'huile est fondamentale pour la membrane cellulaire, elle est capitale pour le bon fonctionnement du cerveau et elle fait fuir les graisses épaisses et donc est amincissante lorsqu'elle est consommée crue, bio et **mastiquée avec les aliments**. Cinq cuillers à soupe d'huile crue par jour sont un minimum vital[1]. Bien évidemment, on réduit le plus possible les graisses animales !

**Comment le Bain dérivatif accompagné
d'une alimentation intelligente agit-il sur le volume,
que nous soyons trop maigre ou trop gros ?**

Nous allons voir que le processus peut être déconcertant. En effet, les maigres commencent par perdre du poids avant d'en prendre, les trop volumineux commencent par en prendre avant d'en perdre. Phénomène qui inquiète dès les premières semaines de Bd ! Pourtant, c'est exactement le même phénomène qu'observe le Dr Jean Minaberry[2] en agissant uniquement sur le régime alimentaire. La différence est que les résultats obtenus sont de trois à quatre fois plus rapides lorsque l'on fait, en plus d'une alimentation intelligente, des Bains dérivatifs. Autre avantage des Bd, la peau se res-

---

1. Lire *Nourrir la vie ou l'alimentation bio*, Dr Lylian Le Goff, Éditions Roger Jollois et *La Nouvelle Diététique du cerveau*, 1997, *op. cit.*, p. 30.
2. *Cf.* article *Mincir ou maigrir ?* Dr Jean Minaberry, mensuel *Biocontact*, juin 2005, schéma et tableau particulièrement significatifs.

serre au lieu de se vider et de devenir flasque ! Quelques exemples vont vous éclairer.

Trop maigre

Une jeune fille d'un mètre soixante-quinze pesait 46 kilos et se plaignait d'avoir du gras à la taille et de la peau d'orange aux cuisses. Ce n'est pas surprenant, car un corps mal nourri retient tout ce qu'il peut où il le peut. Elle voulait donc utiliser les Bd pour perdre ces surplus. Je lui répondis que la seule façon de perdre ces graisses superflues était qu'elle accepte de peser dix kilos de plus sur la balance afin que le corps mieux alimenté ne soit plus obligé de stocker n'importe quoi. Elle accepta. Dans un premier temps, elle commença par perdre 2 kilos, sa taille s'amincit, ses cuisses étaient maigres. Mais six mois plus tard, elle avait pris les dix kilos qui lui manquaient, elle pesait 56 kilos. En fait, elle en avait repris 12 sans changer de mensurations. Notons qu'il s'agit là d'une jeune fille de vingt ans capable de réparer son organisme d'autant plus vite qu'elle est jeune. Plus on avance en âge, plus il est long et difficile de reprendre du volume, si l'on est vraiment très maigre. Même à soixante-quatorze ans, on peut perdre 7 kilos dans un premier temps avant de se densifier. Pour éviter ce problème de perte de poids qui inquiète toujours les personnes trop maigres, il est conseillé d'ajouter à son alimentation intelligente un goûter fait de tapioca très épais préparé à l'eau auquel on ajoute ensuite de la purée d'amandes ou de sésame et du sirop d'agave.

Trop volumineux

Il est presque toujours plus facile de perdre du volume que d'en prendre. Mais il faut en général accepter de prendre du poids au début. Le plus simple, comme le conseille depuis trente ans le Dr Jean Minaberry, est de **ne pas se peser** mais de **prendre ses mensurations**. Car la graisse est très légère et occupe beaucoup de volume. Et il est parfaitement possible de prendre du poids sur la balance tout en perdant du volume. On perd du gras mais on densifie le corps avec une alimentation correcte.

« En janvier 2003, Mme F.V. de Lorient pesait 91 kilos pour un mètre soixante. Son médecin gynécologue l'avait intimée de maigrir, lui prescrivant un régime draconien. Mme F.V. ne se sentait pas capable de tenir ce régime fait majoritairement de légumes à l'eau sans aucun corps gras et de jambon maigre, blanc de poulet, yaourts maigres. Elle se mit donc à faire des Bains dérivatifs à raison de deux fois quarante minutes par jour, grandes poches de gel trois fois une heure chaque jour : les nouvelles poches de gel n'existaient pas encore. Dans le même temps, elle se prépara des repas favorisant la fabrication de graisses fluides : grande salade de fruits avec huile de colza et graines oléagineuses, un repas équilibré comportant céréales complètes, légumes, légumineuses, protéines animales et huile d'olive crue, type couscous ou paella, et le soir, une très grande salade verte bio assaisonnée d'huile d'olive et de noix, des cerneaux de noix et une tranche de pain complet bio. Elle insista bien sur la mastication. Je lui avais recommandé de ne surtout pas se peser mais de prendre ses mensurations régulièrement avec un mètre ruban.

Au bout de cinq semaines, elle avait perdu trois centimètres de tour de taille. Très heureuse, elle s'est rendue chez son médecin qui a noté immédiatement la silhouette plus fine et la jupe qui glissait bien sur les hanches. Sur la balance, elles découvrirent avec stupeur que le poids était de 98 kilos! Le médecin pensa que la balance était mal réglée, vérifia tout, mais le poids était bien de 98 kilos. Le médecin se pesa elle-même et son poids était bon. C'est alors qu'elle contrôla son pli cutané et constata qu'il avait diminué d'un bon quart! Mme F.V. avait bien minci tout en pesant plus.

Elle m'appela et me fit part de la surprise du médecin. « Mon médecin n'a rien compris, moi pas trop, mais elle me dit que du moment que j'ai perdu de la graisse ça va! » Et elle ajouta : « Vous croyez que je vais grossir encore longtemps comme ça ? » Ce à quoi je répondis qu'elle allait encore prendre du poids [1] et non du volume jusqu'à ce que ce poids se stabilise, atteigne un palier. La chute du poids se produit tandis que le volume a déjà bien diminué. L'avantage du Bd est qu'au fur et à mesure la peau se rétracte, cette perte de volume ne s'accompagne pas de seins qui tombent ou de fesses flétries. C'est là son très grand avantage sur tous les régimes quels qu'ils soient : « Faire perdre du volume tout en raffermissant, sans faiblesses, sans privations alimentaires dangereuses. » [2] Attention : sans privations

---

[1]. Notre expérience montre que cette dame pouvait prendre jusqu'à 10 ou 12 kilos avant de se stabiliser et perdre du poids tout en ayant perdu beaucoup de volume! En fait, elle a pris 11 kilos.
[2]. Extrait d'un article de l'auteur paru dans le magazine *Biocontact*, juin 2005.

ne signifie pas qu'on mange n'importe quoi n'importe comment !

Le corps se remodèle

Vous ne perdez que ce qu'il faut perdre. Vous ne perdez pas le muscle puisque vous mangez de tout, vous ne risquez pas l'allègement osseux. Si vous avez allaité longtemps vos bébés et que vos seins ont « fondu », une alimentation correcte accompagnée de Bd vous donnera le plaisir de les voir se remplir de nouveau, se raffermir. En perdant du volume, le dessous de vos bras ne sera pas tremblotant, il se raffermira. Ce raffermissement se note même à soixante-quinze ans. Le visage lui aussi se raffermit. C'est pourquoi vous avez intérêt à faire des photos de votre visage, de votre silhouette, une fois par an afin de constater vous-même votre évolution.

C'est votre corps qui décide de ses priorités, pas vous

Lorsque vous faites des Bd, votre corps les utilise au mieux de vos besoins immédiats, de ses propres urgences. Vous ne pouvez pas voir à l'intérieur de votre corps les amas graisseux, les organes enrobés de mauvaise graisse comme on en découvre en découpant une poule d'élevage. Il est fort possible que le fascia se débarrasse en premier de ce que vous ne voyez pas avant que le tour de taille ne s'améliore. Vous en constatez alors les effets par un meilleur sommeil, une meilleure digestion, une sensation de plus d'énergie. Vous allez peut-être vous densifier avant de perdre du volume. Cela ne doit pas vous décourager mais vous rassurer : vous êtes en train d'éliminer des surcharges qui auraient pu vous causer des ennuis.

Les résultats que vous souhaitez viendront sûrement, les personnes qui persévèrent ont des résultats.

Celles qui prennent des médicaments contre l'anxiété, le stress, l'angoisse ou pour dormir ont beaucoup plus de mal que les autres, comme si leur corps travaillait au ralenti. Celles qui ont un traitement pour la thyroïde mettent aussi plus de temps à éliminer les surplus. Il faut alors faire beaucoup de Bd, mettre des poches de gel le plus possible, tout le temps d'éveil que l'on a chez soi, mais pas en dormant, la poche se réchaufferait.

Le Bain dérivatif agit toujours sur la silhouette si vous le faites tous les jours. Même si vous mettez deux, trois ou quatre ans pour obtenir le résultat voulu, combien d'années avez-vous consacré à déformer votre corps ?

La place de l'alimentation

Dès que l'on parle de poids, on pense régimes. Il n'y a pas de doute qu'une alimentation saine et équilibrée favorise une belle silhouette. Mais il est tout aussi vrai que la meilleure alimentation, si elle n'est pas accompagnée d'un bon fonctionnement des fascias et de l'intestin ne suffit pas. Jusqu'à vingt-cinq ans, on peut, par l'exercice, la vitalité, le sport, activer les fascias de manière naturelle. On n'y arrive pas toujours. Dès que l'on est pris dans une activité professionnelle sédentaire, les occupations familiales, malgré quelques heures de sport par semaine, garder sa silhouette est beaucoup plus difficile. Pourquoi alors se priver de ce moyen si simple qu'est le Bain dérivatif ? D'autant que cette pratique entraîne en général une modification « instinctive » des habitudes alimentaires. Les envies changent et deviennent plus saines. Moins stressé, conscient que l'on peut agir sur son corps, on trouve l'énergie nécessaire pour s'informer et s'alimenter mieux. On trouve le café ou les petits gâteaux trop sucrés, les boissons pétillantes trop chimiques. On retrouve le goût de ce qui est agréable au palais et bon pour nous, les produits naturels préparés simplement.

Si l'idée même d'avoir à surveiller son alimentation vous hérisse car vous en avez vraiment plus qu'assez de tout ce que vous avez déjà tenté en vain, commencez donc par les Bd. Faites-en pendant deux mois au moins, tous les jours. Peu à peu, vous vous rendrez compte que spontanément vous aurez de moins en moins envie de vous remplir de petits gâteaux ou de chips. Peu à peu, sans vous brutaliser, votre cerveau vous conduira vers des aliments plus naturels et plus sains. Certains effets des Bd vous encourageront à rectifier l'alimentation sans frustrations.

Si vous faites de la rétention d'eau

Relisez les pages consacrées aux fascias et aux graisses fluides. C'est le manque de graisses fluides sous la peau, seules protectrices contre le froid et la chaleur, qui oblige le corps à retenir ce qu'il trouve, l'eau. Donc si vous vous privez systématiquement de toutes les formes de gras et que par ailleurs vous buvez des litres d'eau chaque jour, soi-disant pour « éliminer [1] », ne soyez pas étonné de retenir l'eau ! Le fait de retenir l'eau peut aussi être accentué si votre corps est surchargé de produits chimiques : pesticides, colorants, médicaments.

---

1. Ne confondez pas discours publicitaire et discours médical !

L'eau retenue par le corps servirait alors, pensent certains, à diminuer la concentration de ces produits, à les diluer en quelque sorte pour les rendre moins toxiques pour le corps. Attention aussi aux tenants du tout psychologique qui vous disent que vous grossissez pour vous faire une carapace, pour vous protéger. Même s'il y a une part d'action psychologique incontestable sur notre corps, la part physique ne doit jamais être négligée, il faut agir sur le corps. Les meilleurs spécialistes comme le Pr Luc Montagnier ou David Servan-Schreiber [1] n'hésitent pas à parler de la relation qu'il y a entre un effet psychologique majeur et le début d'un cancer, nos défenses étant alors affaiblies. Cela n'empêche qu'il faut agir sur la matière pour s'en sortir, ne pas compter sur le seul fait de prendre conscience de sa problématique ! N'oubliez donc jamais la part mécanique qui représente toujours au moins 50 % du problème physique.

Combien de temps faut-il pour avoir des résultats sur le volume ?

Il est impossible de donner une réponse standard. Cela dépend de trop de facteurs. Pour vous donner une idée, une dame de soixante ans a récemment perdu un kilo dès la première semaine de pratique de l'alimentation intelligente en faisant en particulier la salade de fruits et en utilisant les poches de gel 5 heures par jour. Certaines personnes prennent d'abord du poids, d'autres en perdent en trois semaines. Selon

---

1. *Les Combats de la vie*, Pr Luc Montagnier, Éditions JC Lattès, 2008 et *Anticancer*, D. Servan-Schreiber, Robert Laffont, 2007.

votre âge, si vous avez grossi récemment ou si vous portez ce problème depuis quarante ans, vous pouvez attendre des résultats en quelques semaines, quelques mois, quelques années. Ce sera aussi selon votre «histoire»: maladies, opérations, nombre d'anesthésies, alimentation, tabac, alcool, etc.

Les résultats sont-ils stables?

Rien n'est plus stable que le travail fait par les Bd puisqu'il s'agit d'un nettoyage qui ne lèse pas les muscles, qui ne vous vide pas mais vous raffermit. Bien sûr, vous avez tout intérêt à garder une alimentation équilibrée et à continuer les Bd puisque l'absurdité est d'avoir le périnée au chaud toute la journée! Vous ne ferez pas «l'accordéon», comme c'est le cas avec les régimes alimentaires.

Je comprends très bien que l'on ait du mal à imaginer faire des Bd toute sa vie. Moi-même je les ai longtemps utilisés de temps en temps, quand j'avais le sentiment que cela devenait urgent. Un peu comme on le ferait d'un médicament. Mais plus j'avance, et plus je comprends à quel point, quel que soit notre âge, nous avons vraiment intérêt à en faire tous les jours, toute la vie!

R

Règles

Peut-on faire des Bd pendant les règles ?
C'est selon votre choix, selon votre confort. Si cela vous est **agréable, oui** ! Si cela vous est **désagréable, non** !

Les règles doivent être nettes dès le début, se terminer de manière nette aussi. Elles doivent avoir une belle couleur comme celle du sang lorsqu'on se coupe le doigt. Elles doivent avoir une durée raisonnable entre 4 et 5 jours. Elles ne doivent pas être douloureuses.

Les Bd peuvent leur rendre toutes ces qualités. Ils peuvent aussi les espacer comme il faut, trop proches il les espace plus, trop éloignées il les rapproche. Mais il s'agit là des Bd pratiqués tous les jours, en particulier en dehors des règles. Mieux encore, les Bd peuvent donner la continence des règles !

J'appelle continence des règles le fait que celles-ci ne s'écoulent plus sans contrôle (ce qui est de l'incontinence des règles), mais que nous les évacuons consciemment comme l'urine (continence), lorsque nous en éprouvons le besoin (besoin de se rendre aux toilettes). La première fois que j'ai lu cela dans le livre de Louis Kuhne, j'ai éclaté de rire. Cela me paraissait impossible. Pourtant, non seulement j'ai dû me rendre à l'évidence, mais de plus en plus de femmes en témoignent aujourd'hui. Ce qui finalement ne me surprend plus du tout ! En effet, comment font les femmes des peuples qui vivent nus ? Je me suis renseignée sur place : elles ont la continence des règles, sinon elles seraient suivies par les prédateurs ou devraient restées enfermées une semaine ! Sur le plan mécanique, cela signifie que le périnée est en excellent état. Durant mes voyages, j'ai rencontré des femmes indiennes ou asiatiques qui me disaient que ce fait était commun autrefois dans leur pays, les tampons et serviettes ne poussant pas sur les arbres. Oui, non seulement c'est normal, mais cela prouve que vous fonctionnez très bien. Et en particulier dans votre vie sexuelle ! Sachez aussi que les garçons qui pratiquent les Bd ont eux aussi une vie sexuelle bien plus satisfaisante. Alors, tout le monde aux Bd ! N'oubliez pas qu'à l'origine, en Europe, c'est un truc d'hommes !

S

Sexualité

Nous parlons ici de la mécanique de la sexualité. L'expérience nous montre que la pratique du Bd, en raffermissant le périnée chez les femmes et en tonifiant les hommes, permet une meilleure qualité des relations sexuelles. Avec une alimentation permettant de fabriquer des graisses fluides, les problèmes de sécheresse des muqueuses chez les femmes et les pannes sexuelles des hommes disparaissent peu à peu, et cela même après quatre-vingt-dix ans, à condition que le corps ne soit pas trop délabré et qu'il y ait des sentiments d'amour, bien évidemment !

Sommeil : insomnie, troubles du sommeil

Voir « Insomnie ».

CHAPITRE 5

Grossesse, accouchement, allaitement

Attention : les femmes qui ont fait une FIV (fécondation in vitro), celles qui sont sujettes aux fausses couches, celles à qui le médecin ordonne de ne pas bouger, donc les femmes qui ont un risque permanent de perdre leur bébé ne doivent pas faire de Bd avant le quatrième mois de grossesse. Si le médecin a ordonné de ne pas bouger jusqu'à l'accouchement, elles ne doivent pas faire de Bd.

Pour une **grossesse naturelle**, il est difficile de trouver une technique mieux adaptée à la grossesse que le Bain dérivatif. Que vous ayez des problèmes de constipation, de masque de grossesse, de tiraillements de la peau sur le ventre, de picotements, de ceinture abdominale trop faible, d'incontinence passagère, de jambes lourdes, de gencives qui saignent, etc., le **Bd ne peut que** vous aider, **vous faire du bien**! C'est certainement la meilleure manière de vous faire du bien en dehors d'une alimentation intelligente. Le plus simple est bien évidemment d'utiliser des poches de gel! Le Bd facilitera l'accouchement en protégeant l'élasticité, la souplesse du périnée.

N'oubliez pas, au moment de la naissance, de demander à la sage-femme de vous faire un massage du périnée pour éviter l'épisiotomie, quand on a fait des Bd pendant la grossesse, ça marche ! Le Bd vous évitera aussi de stocker de mauvaises graisses, ce qui vous permettra de reprendre vos mensurations normales en quelques mois.

Juste après l'accouchement, dès le lendemain, les Bd avec l'eau sur un bidet (il y en a dans toutes les maternités) vous fera le plus grand bien et aidera à cicatriser plus vite l'éventuelle épisiotomie. Le Bd facilitera aussi la production de lait maternel, ce que nous vous conseillons en particulier lorsque vous reprenez votre travail tout en allaitant matin et soir. Bien sûr, une alimentation intelligente s'impose pendant la grossesse et l'allaitement [1].

Suites de grossesse

Nous venons de voir que si vous avez eu une **épisiotomie**, elle se cicatrisera d'autant plus vite que vous ferez des Bd. Depuis vingt ans, de plus en plus de maternités les conseillent en vous expliquant comment faire sur le bidet mais sans les nommer : Bain dérivatif. Si vous avez eu une **césarienne**, attendez deux semaines avant de faire les Bd. Si vous avez du mal à retenir l'**urine**, ou des **fuites** en toussant ou en riant, faites des Bd.

Si lors de l'accouchement vous avez provoqué des **hémorroïdes**, faites beaucoup de Bd, c'est de loin le meilleur remède.

L'utilisation quotidienne, cinq ou six heures ou plus si vous voulez, de la poche de gel non seulement **remo-**

---

1. Du même auteur, *L'Allaitement*, Éditions La Plage, 2006.

dèlera votre corps, favorisera l'allaitement, mais en plus vous permettra de récupérer votre **énergie**, de dormir d'un sommeil réparateur, de vous sentir beaucoup moins fatiguée si vous devez vous lever souvent la nuit.

Beauté

Vous l'avez probablement deviné : le Bain dérivatif peut vous faire un véritable lifting en quelques mois à une année, un lifting naturel. Il peut au moins remonter le contour d'un visage qui commence à s'effondrer et c'est moins coûteux que la chirurgie. Vos photos sont le meilleur moyen de contrôle. De plus, votre carnation devient plus belle, ce qui ajoute au plaisir. Le Bd peut faire disparaître des grains de beauté d'apparition récente ainsi que toutes sortes de petites aspérités liées à des amas de cellules mortes. Les traits du visage peuvent se retendre, le double menton peut disparaître. Il est tout de même bien sympathique d'avoir à sa disposition un moyen aussi simple de se faire du bien. La seule difficulté est de s'y tenir, d'accepter de les pratiquer bien que cela ne coûte rien.

Il est inutile et même déconseillé de recourir à la liposuccion si l'on fait des Bains dérivatifs car ce sont en premier les graisses fluides qui seraient aspirées ! Quant à la liposculpture qui consiste à prendre des graisses dans les cuisses par exemple pour les réinjecter dans les fesses, c'est une opération tout à fait incompatible avec le Bd qui, lui, en éliminant les graisses inutiles, aurait vite fait de laisser des fesses creuses !

Pensez aussi que plus vos fascias fonctionnent bien, plus ils sont détendus et vos traits aussi ! Le bonheur, la capacité d'être heureux avec très peu de choses est certainement l'un des meilleurs produits de beauté, alors que les crispations des fascias durcissent et enlaidissent le plus joli des visages. Sourire à la vie est ce qui habille le mieux filles et garçons !

CONCLUSION

Nombreux sont ceux qui m'ont remerciée d'avoir osé tant écrire sur le Bain dérivatif. Maman de cinq enfants en âge de souffrir des excentricités d'une mère, aurais-je osé, après tout ce que j'ai déjà vécu [1] et écrit, prendre le risque de nous ridiculiser toutes à la fois si je n'étais absolument certaine de la valeur de cette technique? Certes non! J'ai seulement eu peur que ce millénaire n'emporte avec lui dans un grand silence ce moyen très simple, naturel, gratuit, de nous faire du bien en nous rendant une grande partie de notre liberté. Je souhaite donc que chaque famille s'approprie de nouveau ce qui appartient à l'humanité et au règne vivant depuis toujours et qu'à votre tour vous osiez vous en servir afin de continuer votre chemin dans le meilleur état jusqu'au bout! **Sinon, à quoi bon vivre longtemps si l'on ne peut plus jouir de la vie?**

---

1. Entre autres, vingt-deux ans de navigation à la voile autour du monde.

TABLE

INTRODUCTION À LA NOUVELLE ÉDITION   7

CHAPITRE 1 17
- *Rappel*.................................... 17
- *Une hypothèse*............................. 24
  - Un appareil, un système 26
  - Comment travaille ce système ?............. 36
  - Quelles sont les fonctions de cet ensemble graisses et fascia ? Quels sont les bénéfices pour le corps ?   41
  - Qu'advient-il lorsque le système « se grippe », « se constipe » ? 49

CHAPITRE 2 59

Les correspondances entre les surcharges de la tête et du visage et celles du corps selon les observations de Louis Kuhne 59
- Montre-moi ton visage, je dessinerai ton corps ! . 59
- L'aspect de la peau 61
- L'agilité, la façon de se mouvoir.............. 62

Répartition des surcharges.................... 63
- La surcharge du devant..................... 63
- Les surcharges de côté...................... 65
- La surcharge du dos 68

La surcharge mixte et la surcharge générale.....	70
Pourquoi éliminer ces surcharges, ne peut-on vivre avec?..................................	71

CHAPITRE 3 77

Pratique du Bain dérivatif 77
Les deux éléments constitutifs de cette pratique : la friction et la fraîcheur 77
Comment faire un Bain dérivatif? 83
La méthode avec l'eau........................ 83
La méthode poche de gel 85
Quelques questions à propos des deux techniques 89

CHAPITRE 4 113

Mise en garde importante 113
Quelques applications des Bains dérivatifs 120
A
Acné 120
Acouphènes............................... 122
Allergies.................................. 125
Angines 129
Appétit 131
Arthrose et arthrite (douleurs) 136
Asthme 138
Asymétrie du visage et du corps 140
B
Bartholinite............................... 142
Boutons (de fièvre et éruptions) 143
Brûlures du soleil – Insolation 144
C
Cellulite.................................. 146
Cheveux (blancs, calvitie, chute, clairsemés).... 148
Chimiothérapie 152

Constipation   153
Cou : raideur, douleurs   154
D
Dents et gencives.   156
Dépendance : tabac, alcool, café, sucre.   157
Douleurs   158
E
Eczéma   162
Excroissances diverses.   164
Extrémités froides, chaudes.   166
F
Fatigue   167
Fibromyalgie.   169
G
Gencives   171
Gorge   171
H
Hémorroïdes   172
Hérédité.   172
Herpès.   173
I
Incontinence   174
Insomnie   175
J
Jambes.   178
M
Malaise cardiaque.   180
Mémoire   180
Ménopause   181
P
Poids et volume : trop maigre, trop gros.   183
R
Règles   194

S
Sexualité 196
Sommeil : insomnie, troubles du sommeil....... 196

CHAPITRE 5 197
Grossesse, accouchement, allaitement 197
Beauté 199

CONCLUSION   201

Cet ouvrage a été imprimé par

···SAGIM·CANALE···

*pour le compte des Éditions du Rocher
en janvier 2009
sur rotative Variquik
à Courtry (77181)*

Éditions du Rocher
28, rue Comte-Félix-Gastaldi
Monaco

Imprimé en France

Dépôt légal : janvier 2009
N° d'impression : 11217

L'imprimerie Sagim-Canale est titulaire de la marque Imprim'vert®